KB160745

Infectious disease for health professional

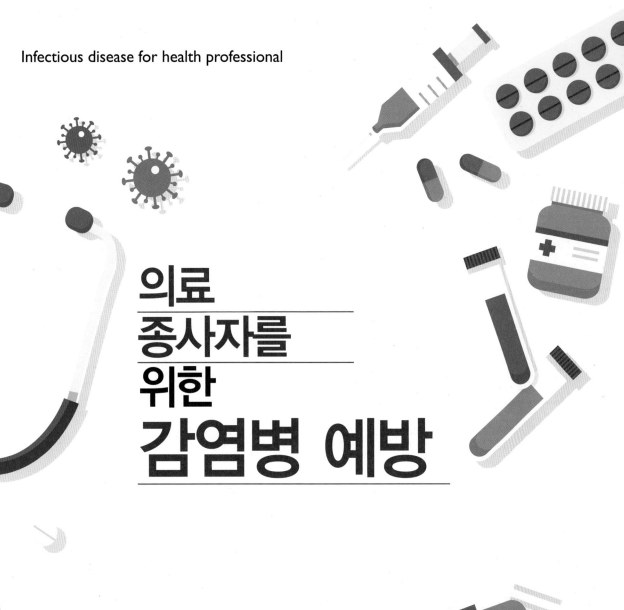

의료
종사자를
위한
감염병 예방

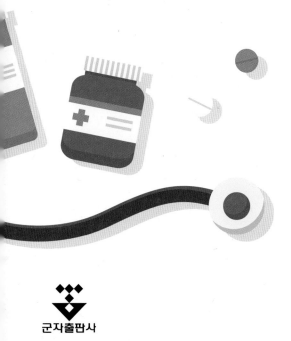

군자출판사

의료
종사자를
위한
감염병 예방

초 판 1쇄 인쇄 | 2018년 8월 14일
초 판 1쇄 발행 | 2018년 8월 22일

지 은 이 정은경, 강지훈, 김황림, 최준원, 황순중
발 행 인 장주연
기   획 이성재
편   집 박미애
표지디자인 신지원
편집디자인 주은미
일 러 스 트 김명곤
발 행 처 군자출판사
　　　　　등록 제4-139호(1991.6.24)
　　　　　(10881) 파주출판단지 경기도 파주시 회동길 338(서패동 474-1)
　　　　　전화 (031)943-1888   팩스 (031)955-9545
　　　　　www.koonja.co.kr

ISBN 979-11-5955-345-5

정가 20,000원

의료
종사자를
위한
감염병 예방

•• 저자

정은경
EUN-KYUNG JUNG
- 1급 응급구조사
- 전북소방공무원 구급대원
- 원광보건대학교 의무부사관과 조교수
- 호남대학교 응급구조학과 조교수

강지훈
JI-HUN KANG
- 응급의학과 전문의
- 중환자의학 세부전문의
- 예수병원 응급의료센터장
- 서남대학교 의과대학 응급의학과 조교수
- 인제대학교 부산백병원 응급의학과 진료교수

김황림
HWANG-RIM KIM
- 1급 응급구조사
- 대한적십자사 수상안전 및 응급처치법 강사
- 전남대학교병원 응급구조사
- 완도해양경찰서 해양경찰구조대원

최준원
JUN-WON CHOI
- 1급 응급구조사
- 광주광역시소속 응급처치교육 강사
- 조선대학교병원 응급구조사

황순중
SOON-JUNG HWANG
- 1급 응급구조사
- YMCA 수상안전및 응급처치강사
- 완도해양경찰서 해양경찰구조대원
- 해양경찰교육원 응급구조학과 교수요원

　　메르스(MERS)의 유행은 2015년 5월 20일 첫 환자가 확진되고 응급의료체계 내에서 신종 감염병과 공중보건 위기에 대한 고민을 발생시킨 사건입니다. 관행적으로 이루어지는 의료 쇼핑, 가족 병문안, 응급실 과밀화, 다인실 병상 등이 2차 감염과 3차 감염을 발생시켰으며 186명 감염, 38명 사망을 발생시킨 역사적인 사건으로 기억합니다. 메르스 환자를 이송하는 과정에서 구급차 운전을 하는 구급차 운전자도 4차 감염이 이루어졌습니다. 신종 감염병에 대한 감염 확산 방지 및 예방관리는 비단 병원만의 문제가 아닙니다.

　　'의료종사자를 위한 감염병 예방'은 메르스(MERS) 사태를 안타까워하는 마음이 하나로 모였으며, 병원 전과 병원 내에서 응급의료를 배우는 학생과 119 구급대원 및 해양경찰 응급구조사등의 모든 응급의료종사자들이 감염병에 대하여 쉽게 접근하기 위한 목표로 시작되었습니다.

　　병원 내 응급구조사, 해양경찰 응급구조사, 응급구조학과 교수 그리고 응급의학과 전문의가 환자를 구조, 이송, 처치하는 의료종사자에게 도움이 되기를 기대하면서 미국질병통제예방센터(CDC ; Centers for Disease Control and Prevention) 자료와 국내 질병관리본부의 감염병 지침을 통합하고 국내 · 외 지식을 정리하여 구성하였습니다. 그리고 병원체의 예방 및 관리방법에는 독자들이 술기 지식을 쉽게 이해할 수 있도록 동영상을 제작하여 QR코드로 동영상을 탑재하였습니다. 새로운 지식을 전달하기 위하여 마지막 원고가 작성되기까지 참고문헌을 정리하고 수정하였으나, 아쉽게도 수정하지 못한 부분이나 부족한 내용은 독자 분들께서 널리 이해해주시길 바랍니다.

　　이 책이 완성되기까지 헌신적으로 집필해주신 모든 저자 분들께 진심으로 감사의 말씀을 전합니다.

　　그 동안 본 교재를 위하여 많은 시간을 검토해주신 이성재 선생님과 군자 출판사 관계자분들께 감사의 마음을 전합니다.

　　아무쪼록 이 책을 읽어주시고 현장과 임상에서 직접 환자를 보고 감염관리 실무에 활용해 주실 응급구조사 뿐 아니라 모든 의료종사자들에게 감염병을 쉽게 이해하고 숙지할 수 있길 기대합니다. 이 책을 통하여 본 저자들은 감염병 환자의 처치와 더불어 현장에서 응급구조의 제1원칙인 구조자의 안전 확보에도 도움이 되기를 바랍니다.

2018년 7월

저자 대표 **정은경**

CONTENTS

병원체의 예방과 관리 방법

1장

감염증이란?

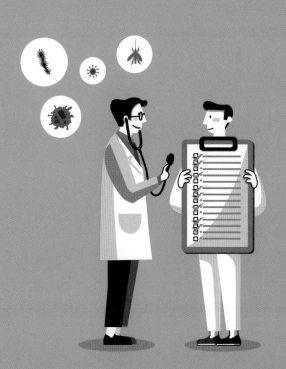

참고 : 감염병 예방 및 관리에 관한 법률에 의한 감염병의 분류 및 종류

감염증이란?

감염증의 위기

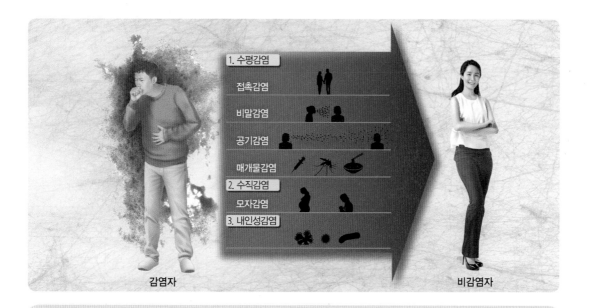

감염자

비감염자

감염은 병원체와 숙주 간의 상호 작용으로 인하여 발생한다. 병원체는 감염질환의 원인으로 바이러스, 세균, 진균, 원충 등의 미생물이 포함된다.

병원체에서 중요한 점은 첫째, 주요 병원체들이 환경과 숙주 사이에서 끊임없이 진화하고 변화한다는 것이다. 조류들에게만 감염이 되었던 인플루엔자 바이러스 A(H5N1)가 변화되면서 사람에게 감염이 가능하고, 여러 세균이 항생제 내성을 갖게 되었다.

둘째, 병원체의 특성과 환경적인 요소가 변화면서 신흥, 재흥, 수입 감염병이 증가하고 있다. 에볼라 바이러스(1971년), 중증 급성 호흡기 증후군(2003년)과 같은 새로운 감염병이 출현되고 이전부터 알려져 있던 감염증인 결핵, 말라리아가 다시 유행하고 있다. 또한, 국외여행이 증가하면서 뎅기열, 말라리아 등의 수입 감염증이 증가하고 있다.

감염병의 전파는 병원체 전파방법에 따라 수평전파와 수직전파로 크게 나눌 수 있다. 수평전파는 병원체가 감염자나 오염물을 통해 주위에 전파되는 것을 말하며 수직전파는 모체에 감염된 병원체가 임신과 출산, 수유를 통하여 태아에게 감염되는 것을 말한다. 이 외에도 내인성 감염은 숙주에 상재하고 있던 균이 숙주의 상태 변화에 따라 균형을 잃고 감염을 일으키는 상태를 말한다.

의료체계 내에 근무하는 보건의료인력이 병원체의 특징을 이해하는 것은 병원체의 유행적 확산을 예방하고 감염전파 요인 간의 상관관계를 차단하는 역할을 할 수 있다.

1. 감염증(Infection) 정의

감염(infection)이란 병원체(미생물)가 숙주에 침입하여 정착하고 증식함으로써 질병을 일으키는 상태이다. 생물체는 생명을 유지하기 위하여 증식과 생존의 목표를 가지고 있다. 인체 내로 생물체가 침입하면 정착, 증식, 생존하기 위하여 인체의 영양분을 추출하기 시작한다. 이러한 과정들에서 면역반응과 질병이 발생하는 것이다.

감염은 병원체의 존재로만 시작되는 것은 아니다. 병원체가 감염경로를 통해 숙주에 전파될 때, 숙주에 면역반응을 일으키는 감염성이 숙주의 저항성보다 클 때 감염을 일으킨다.

1) 감염전파의 3대 요소

감염을 일으키는 병원성 미생물의 유행적인 전파는 감염원이 되는 병원체(미생물), 감수성 있는 숙주, 병원체(미생물)의 전파 환경이라는 세 가지 요소가 있어야 가능하다. 각 요소가 순차적으로 연결이 되어야 감염이 발생한다. 병원체-숙주-미생물 전파 환경을 연결하는 것을 감염 회로라고 한다. 이 중에서 한가지라도 차단되거나 숙주가 저항성을 갖는다면 병원체의 침입, 증식, 생장, 번식을 막을 수 있다.

표 1-1. 감염전파의 3대 요소

병원체	숙주	미생물 전파 환경

감염을 일으키는 원인체
1. 세균(bacterium)
• 대장균
• 이질균
• 결핵균
• 임질균
• 파상풍균
2. 바이러스
• A,B,C형 간염
• 코로나바이러스
• 사람면역결핍바이러스
3. 진균
• 칸디다
• 크립토콕쿠스
4. 원충
• 말라리아
• 톡소플라스마 원충
	감수성 있는 사람
	• 숙주가 병원체에 갖는 저항능력의 정도
	• 감염과 질병 발생의 심각성에 영향을 미치는 요인
	1. 나이
	2. 피부의 건강
	3. 산도(PH)
	4. 영양상태
	5. 면역상태
	6. 예방접종
	7. 기저질환
	8. 약물(스테로이드나 면역억제제)
	9. 방사선 치료
	10. 신체, 심리적 스트레스
		• 병원체와 숙주 사이의 상호관계에 영향을 주는 배경
		1. 환경적 요인
		  : 기후, 습도 등의 환경요인
		2. 전파경로
		• 접촉매개전파(직접, 간접)
		• 비말매개전파
		  (5 ㎛ 이상의 큰 비말핵 전파)
		• 공기매개전파
		  (5 ㎛ 이하의 작은 입자 공기 전파)
		• 매개물 전파
		  (오염된 혈액, 물, 음식물 등)
		• 매개체 전파
		  (모기, 진드기 등)

2. 병원체 종류

질병을 일으키는 병원체에는 세균, 바이러스, 진균, 원충, 프리온 등으로 분류된다. 핵이 막으로 둘러싸인 것을 진핵세포라고 하며, 핵막이 없는 세포는 원핵세포를 뜻한다. 진핵세포 생물에는 진균, 원충, 기생충류가 있으며 원핵세포 생물에는 세균이 있다.

1) 바이러스

바이러스는 세포가 아니며 크기는 20~300 nm 정도의 매우 작은 구조체로 이루어졌다. 자가 증식하는 능력은 없지만 숙주 내로 들어가면 바이러스를 점차 복제시킬 수 있다. 바이러스를 복제하는 사이 숙주는 신진대사가 감소하고 세포 기능이 떨어져 질병이 발생하게 된다. 바이러스의 분류기준은 핵산의 종류인 유전물질이 DNA virus 또는 RNA virus로 분류한다.

2) 프리온

광우병을 일으키는 프리온(Prion)은 단백질(protein)과 바이러스 입자(virion)를 합성한 단어로 전염력을 가진 단백질이라는 뜻이다. 뇌세포 활동에 중요한 프리온 단백질이 변형을 일으켜 질병을 일으키는 병원체가 된 것이다. 프리온은 고압증기멸균에 의해서도 사멸되지 않는 특징을 가지고 있다.

3) 세균

핵막을 가지고 있지 않은 단세포 생물(원핵생물)이다. 세균을 구분하는 것은 그람염색 여부, 산소와의 친화성, 세균의 형태에 따라 구분할 수 있다. 세포벽의 구조가 그람 양성균과 그람 음성균이 다르기 때문에 균을 구별할 수 있다. 페니실린(penicillin)은 세균의 세포벽에 있는 펩티도글리칸(peptidoglycan)의 합성을 방해함으로써 세포벽이 약해져 세균이 파열되어 죽게 된다.

> ▶ 세균의 아포란?
>
> 세균(영양형)의 형태는 증식할 수 있지만 세균이 살아나가는 데 어려운 환경에서는 아포로 변화된다. 아포는 산, 열, 건조 상태에서도 강하게 살아남을 수 있는 상태이다. 이후 환경적 요소가 세균이 성장하기에 좋은 환경으로 변화될 경우 아포에서 세균으로 변화되어 증식한다. 아포를 형성하는 균은 Bacillus 속 34균종, Clostridium 속 83균종이 주로 나타낸다.

4) 진균

진균은 우리의 일상생활에서 흔하게 볼 수 있다. 우리가 먹는 버섯, 치즈, 술, 빵에서도 진균의 생장을 관찰할 수 있다. 몇 가지 진균만이 병원성이 있어서 피부나 점막을 감염시킨다. 예를 들어 발피부곰팡이증(tinea pedis)은 피부사상균에 감염된 환자와 직접적인 피부접촉을 하거나 공중목욕탕, 신발 등을 통해 표피층의 진균이 침입하여 발생한다. 진균은 진핵생물이며 세포벽에 펩티도글리칸이 없기 때문에 진균은 페니실린의 효과가 없다.

5) 원충

원충은 진핵생물 중 세포벽이 없는 원시적인 단세포 생물이나 운동성이 있어 이동할 수 있다. 원충 감염증은 주로 열대와 아열대 지역에서 발생하고 있다. 우리나라에서는 해외여행자가 증가되면서 수입 감염증으로 말라리아 등이 감염되고 있다. 수입 감염증 외에 성매개병(STD)을 통해 감염되거나 면역체계가 정상적으로 작동하지 않을 때 기회감염증 사례로 감염되고 있다. 원충에 의해 감염되는 질병은 말라리아, 아메바성 이질, 톡소플라스마증이 포함된다.

표 1-2. 병원체의 종류

구분	바이러스	프리온	세균 원핵생물	진균 진핵생물	원충 진핵생물
세포벽	없음	없음	있음	있음 (펩티도글리칸이 없음)	없음
핵산	DNA 또는 RNA	없음	DNA, RNA	DNA, RNA	DNA, RNA
치료약	항바이러스제	대증요법	항균제	항진균제	항기생충제 및 대증요법
형태					

세균의 분류 방법

그람염색은 세균 염색법으로 원인균과 항생제의 선택에 중요한 방법이다.

염색방법은 다음과 같다.

　① 세균을 '보라색'으로 염색 : 그람양성균과 그람음성균 모두 '보라색' 염색

　② 탈색 : 그람음성균의 색소는 탈색

　③ 이 후 '붉은색'으로 염색 : 탈색된 그람음성균만 '붉은색'으로 염색

그람음성균의 색소가 탈색되는 이유는 그람음성균의 세포벽은 인지질로 구성(지질이 많음)되었기 때문에 알코올에 용해되어 색소가 탈색된다. 탈색된 이후 붉은색으로 염색이 된다.

　결과는 다음과 같다.

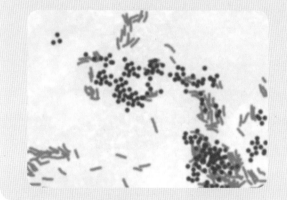

그람음성		그람음성
⚪	고정	⬜
⚫	염색	▬
⚫	착색	▬
⚫	탈색	⬜
⚫	대조염색	▬

그림 1-1. **그람염색방법**(Gram staining method)

3. 감염회로

외부 병원체에 의하여 감염되는 것은 외인성 감염, 숙주에 상재하는 균이 원인이 되어 일어난 감염은 내인성 감염이라고 한다.

병원체의 존재가 감염의 시작을 의미하는 것은 아니다. 감염을 일으키려면 6가지 요소가 유기적으로 연결되어야 한다. 병원체–저장소–출구–전파방법–입구–새로운 숙주를 감염회로라고 한다. 이 감염회로를 차단하면 감염을 예방하고 전파를 방지할 수 있다.

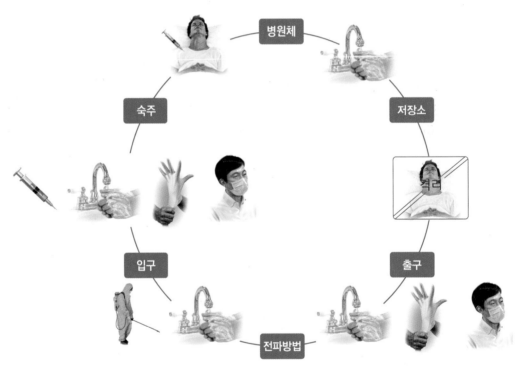

그림 1-2. **감염회로**

1) 외인성 감염 : 외부 병원체에 의하여 감염

(1) 병원체

세균, 바이러스, 진균, 원충, 프리온 등의 병원성 미생물로 인체에 침입하여 증식함으로써 질환을 일으키는 미생물이다.

병원체의 감염능력은 미생물의 수, 감염성(숙주에 면역반응을 일으키는 능력), 병원성(현성 감염을 일으키는 능력), 독성(심각한 임상 증상이나 장애를 일으키는 능력), 숙주와의 접촉 빈도, 숙주의 저항성 등에 따라 달라진다.

(2) 저장소

병원체가 생존하고 증식하면서 영양분을 추출하고 전파할 수 있는 곳으로 사람, 동물, 곤충, 음식, 흙, 물 등이 있다. 사람이 저장소가 되면 환자와 보균자가 될 수 있다. 환자는 증상과 징후를 보이기 때문에 격리 또는 치료를 진행할 수 있지만, 보균자는 임상 증상을 보이지 않고 다른 숙주에게 전파시킬 가능성이 높다. 동물 저장소는 가축과 같이 사람과 친화도가 높은 동물도 있지만, 박쥐와 낙타와 같이 친화도가 낮은 동물도 있다. 특히, 인수공통감염병은 척추동물과 사람 사이에 전파가 가능한 감염병으로 친화도가 높은 만큼 신종 감염병 발생에 중요한 역할을 한다.

(3) 출구

병원체가 새로운 숙주로 침입하기 위해서는 탈출, 전파, 새로운 숙주의 입구로 침입하는 과정이 필요하다. 사람에서 병원체의 출구는 호흡기, 소화기, 비뇨생식기, 피부, 혈액 등으로 병원체는 여러 노폐물과 함께 섞여서 나온다.

(4) 전파방법

외부 병원체에 의하여 감염되는 것은 외인성 감염이며 체내의 병원체에 의해 감염되는 것은 내인성 감염이다.

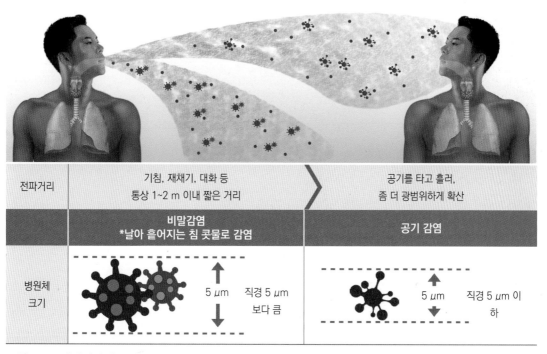

전파거리	기침, 재채기, 대화 등 통상 1~2 m 이내 짧은 거리		공기를 타고 흘러, 좀 더 광범위하게 확산	
	비말감염 *날아 흩어지는 침 콧물로 감염*		**공기 감염**	
병원체 크기		5 μm / 직경 5 μm 보다 큼		5 μm / 직경 5 μm 이 하

그림 1-3. **비말전파와 공기전파의 차이**

모체에 감염된 병원체가 태아에게 감염시키는 것을 수직감염이라고 하며 그 외 인수공통감염병은 수평감염으로 분류된다.

수평감염 중 전파수단에 따라 직접전파와 간접전파로 분류할 수 있다.

① 직접전파에는 직접적인 접촉에 의한 전파방법으로 피부접촉 감염, 성접촉 감염, 물린 상처에 의한 감염, 병원체가 비말에 섞여 다른 사람 호흡기 점막에 침입하는 감염(기침, 재채기, 대화 등의 1~2 m 이내 접촉), 모체의 병원체가 태반을 통해 전파되는 수직전파가 있다.

② 간접전파에는 공기매개전파 감염(수분이 증발하고 비말핵이 공기의 흐름에 따라 멀리 이동하여 전파), 식품 매개전파 감염, 매개생물전파 감염(곤충 등), 매개물전파 감염(수건, 이불 등)에 의한 전파가 있다.

(5) 입구

저장소에서 탈출하고 전파에도 성공한 병원체는 새로운 숙주에 침입하게 되는데 침입하려는 입구는 전파 수단과 밀접한 관련이 있다. 대부분 병원체의 출구와 입구는 일치하며 호흡기, 소화기, 비뇨생식기, 피부는 일반적인 입구이다. 병원체가 숙주의 입구로 침입에 성공하였더라도 모두가 증식하고 성장하는 것은 아니다.

(6) 숙주

숙주에는 물리적 방어체계(피부, 점막 등)와 화학적 방어체계(위산 등)와 같이 침입을 방어하는 체계가 있으며 그 외에도 선천면역과 후천면역과 같은 면역체계를 통해 감염에 대한 저항능력을 향상시킨다.

▶ 상재 미생물총이란?

사람과 동물의 피부, 비강, 구강, 점막 표면에 미생물이 정착하여 외부 병원체의 침입을 방어하는 것으로 숙주의 면역을 자극하고 방어기능 일부를 담당한다.

감염회로 차단방법

Q1 > 병원체 차단방법은 무엇이 있습니까?

    – 손씻기, 세척, 살균, 소독, 멸균, 항생제

Q2 > 저장소 차단방법은 무엇이 있습니까?

    – 손씻기, 감염경로 전파주의, 멸균, 일회용 물품 사용

Q3 > 출구 차단방법은 무엇이 있습니까?

    – 장갑 착용, 마스크 착용

Q4 > 전파방법 차단방법은 무엇이 있습니까?

    – 손씻기, 살충제

Q5 > 입구 차단방법은 무엇이 있습니까?

    – 손씻기, 장갑 착용, 마스크 착용, 일회용 물품 사용(주사기), 가운 착용

Q6 > 입구 차단방법은 무엇이 있습니까?

    – 면역

4. 증상과 징후

병원체는 숙주에 침입하여 감염을 일으키는데 감염의 단계는 잠복기(질병의 증상이 나타나기 전 단계)-전구기(질병의 초기 증상과 징후)-질병기(전형적인 증상과 징후)-회복기(건강한 상태로 되돌아 오는 단계)로 4단계로 구분할 수 있다.

1) 전신적 신체의 염증반응

(1) 전신증상 : 교감신경 활성화, 발열, 홍조, 발한, 혈압상승, 두통, 혼미, 전신 피로감

(2) 혈액수치 변화 : 백혈구수 증가, 적혈구 침강속도 증가

2) 국소적 신체의 염증반응

(1) 호흡기계 : 호흡곤란, 인후통, 기침, 가래, 수포음

(2) 소화기계 : 구토, 설사, 복부통증

(3) 중추신경계 : 두통, 혼란

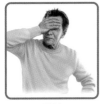 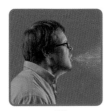 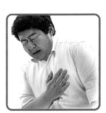 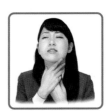 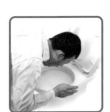

발열   기침   호흡곤란   인후통   구토/설사

그림 1-4. **감염증상**

5. 진단 및 검사

원인이 되는 병원체를 선별하기 위해서 다양한 검사가 실시된다.

병원체가 존재하는 부위(감염병소나 배설경로 등)에서 검사대상물을 채취해 아래의 검사법을 이용해서 병원체의 감염을 증명한다.

1) 배양검사

바이러스 배양을 하는 경우보다 세균학적 검사로 감염증의 원인균을 파악하기 위하여 호기성균과 혐기성균의 배지를 준비하여 분석한다.

2) 염색

세균이나 진균, 원충을 광학 현미경으로 관찰하기 위하여 염색을 시행한다. 병원체에 따라 염색방법이 다르기 때문에 각 병원체에 맞추어 수행한다. 일반적으로 세균에 수행하는 염색은 그람염색법이 있다.

3) 유전자 검사

유전자 검사는 병원체에 들어있는 DNA나 RNA를 조사하는 검사로 중합효소연쇄반응(PCR , Polymerase Chain Reaction)이 있다. 중합 효소 연쇄 반응검사는 소량의 검사대상물을 이용하는 방법으로 아주 적은 유전자를 인위적으로 다량으로 증폭시켜 병원체를 분류한다.

4) 면역학적 검사

환자에게 검출된 병원체의 항원과 검사용 검사대상물(혈청)의 세포변성, 용혈, 적혈구 응집 등의 반응을 통해 파악한다. 이 검사에는 효소 면역측정법(EIA , Enzyme Immunoassay)이 있다.

6. 치료

감염증을 치료할 때는 병원체를 선별한 후 화학적인 요법, 항체 요법을 사용하거나 대증치료 등이 실시된다.

1) 화학적인 요법
질병을 일으키는 병원체의 증식, 성장, 사멸시키기 위하여 항바이러스제, 항진균제, 항생제 등을 투여한다.

2) 항체 요법
바이러스, 세균 등의 면역반응을 일으켜 치료 효과를 내거나 예방 요법으로 투여한다.

3) 대증요법
해열제를 투여하거나 수액을 투여하여 증상을 완화시킨다.

7. 감염예방

1) 손위생
의료종사자는 감염성 폐기물에 직접적, 간접적 접촉으로 병원체에 오염될 수 있다. 부적절한 손위생은 환자나 동료들에게 병원체와 항생제 내성균을 전파시킬 수 있다. 국내에서는 2014년 질병관리본부에서 손위생 지침을 개발하여 활용하고 있다.

손위생이 필요한 시점은 환자 접촉 전, 체액 노출 위험 후, 청결/무균 처치 전, 환자 접촉 후, 환자 주위 접촉 후로 이때에는 필수적으로 손위생을 실시해야 한다.

(1) 손씻기
손의 상재 미생물총에는 영향을 주지 않으며 일시적으로 접촉된 오염 미생물을 제거하기 위한 목적으로 일반 비누나 항균 비누를 이용하여 물과 함께 손세척을 시행한다. 아포를 형성하는 세균(clostridium difficile 등)에 직접, 간접 노출될 가능성이 있는 경우 물과 비누로 손을 씻는다. 고형비누는 건조된 상태로 보관되어야 한다.

(2) 물 없이 하는 손소독
물 없이 사용하는 알코올제제, 클로르헥시딘 클루코네이트 제제 손소독제는 양손에 충분히 적용할 만큼의 양으로 마를 때까지 문지르도록 한다. 이 방법은 미생물의 수를 감소시키거나 성장을 억제시킨다.

(3) 외과적 손위생

손의 상재 미생물총을 감소시키고 일시적 오염균을 제거하기 위하여 사용되는 방법이다. 손위생 전에 네일, 반지, 팔찌, 시계, 장신구를 제거하고 아래팔과 손이 젖을 정도의 충분한 양의 소독제를 사용하여 손위생을 적용하도록 한다.

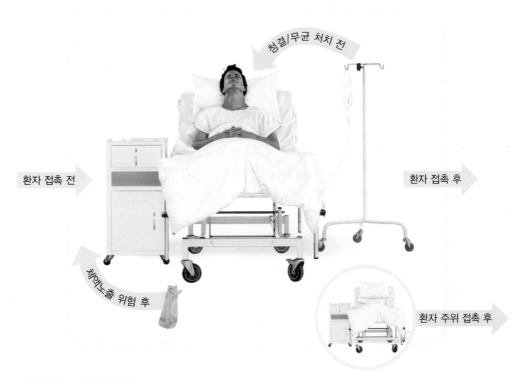

청결/무균 처치 전

환자 접촉 전

환자 접촉 후

체액노출 위험 후

환자 주위 접촉 후

그림 1-5. 손위생 시점

2) 전파경로별 격리방법

: 의료관련감염 표준예방지침[질병관리본부, 2017]

(1) 접촉주의

- 접촉주의가 필요한 환자를 직접 접촉하거나 환자 주변의 물건을 만져야 할 때는 손위생 수행 후 장갑을 착용하고, 옷이 오염될 것으로 예상될 때에는 가운을 착용한다. 접촉주의에 필요한 개인

보호구는 병실 입구에서 제공되어야 한다. 병실을 나올 때에는 장갑과 가운을 벗어 의료폐기물통에 버리고 손 위생을 수행한다. (IB)

- 환자, 환경 혹은 사물에 팔이나 옷이 직접 닿을 것이 예상되는 경우 긴 팔 가운을 착용한다. (II)
- 가운을 벗은 후에는 옷이나 피부가 주변 환경에 오염되지 않도록 주의한다. (II)
  코호트 격리를 하는 병실에서 개인보호구는 환자마다 교체하고 손위생을 수행한다. (IB)

(2) 비말주의
- 비말주의가 필요한 환자의 병실에 들어갈 때는 수술용 마스크를 착용한다. (IB)
- 비말주의를 위한 개인보호구는 병실 입구 또는 전실 안에서 제공되어야 한다. (II)
- 환자가 마스크를 잘 착용하고 있으면 이송 요원은 안면보호구를 쓰지 않아도 되지만 환자가 호흡기 예절을 지키기 어렵다면 이송 요원은 안면보호구를 착용한다.

(3) 공기주의
- 공기로 전파되는 병원체에 감염이 의심되거나 확진된 환자의 치료 영역으로 들어갈 때는 N95 마스크를 착용하고 제대로 착용이 되었는지 확인한다. (IB)
- 의료종사자들은 호흡기 결핵이 의심되거나 확진된 환자를 치료할 때 N95 마스크를 착용한다. 피부 결핵 부위에 대해 시술을 할 때에도 N95 마스크를 착용한다. (IB)
- 홍역이나 수두, 대상포진을 앓았던 과거력, 백신 접종력, 혈청검사에서 면역형성이 확인된 의료종사자의 경우 홍역이나 수두, 파종성 대상포진이 의심되거나 확진된 환자를 치료하거나 간호할 때 개인보 호구를 착용하지 않아도 된다. (II)
- 백신으로 예방이 가능한 공기전파 감염병을 앓고 있는 환자를 치료하거나 간호할 때 면역형성이 되어 있지 않은 의료 종사자는 업무배제가 원칙이나 불가피하게 병실에 들어가야 한다면 N95 마스크를 착용한다. (II)
- 급성 호흡기 증후군, 출혈열, 전파 양식을 모르는 감염병에 대한 증상 및 징후를 보이는 환자에게 에어로졸이 형성될 수 있는 시술을 할 때는 에어로졸 형성을 줄일 방안을 마련하고 N95 마스크를 착용한다. (IB)
- 올바른 보호구 착용을 준수한다. N95 마스크를 착용하기 전에 손위생을 한다. 마스크 착용 후 제대로 착용되었는지 확인한다. 마스크를 사용하거나 버릴 때 마스크의 표면에 손이 오염되지 않도 록 주의를 한다. 마스크는 끈을 이용하여 조심스럽게 벗는다. 사용하지 않을 때는 목에 걸어두지 않는다. 젖었거나 오염되었을 경우에는 마스크를 교체한다. 호흡이 어려우면 마스크를 교체한다. 사용하고 나서 의료폐기물 전용 용기에 바로 버리고 손위생을 수행한다. 코호트 중인 병실에서는 여러 환자를 대상으로 교체하지 않고 사용할 수 있다. (IB)

[감염병 예방 및 관리에 관한 법률]에 의한 감염병의 분류 및 종류

(시행 2017.6.3)

감염병 분류	특징	감염병
제1군 (6종)	물 또는 식품매개 발생	콜레라, 장티푸스, 파라티푸스, 세균성이질, 장출혈성-대장균감염증, A형 간염
제2군 (12종)	예방접종으로 예방가능한 국가 예방접종 사업 대상	디프테리아, 백일해, 파상풍, 홍역, 유행성이하선염, 풍진, 폴리오, B형 간염, 일본뇌염, 수두, B형 헤모필루스-인플루엔자, 폐렴구균
제3군 (22종)	간헐적 유행 가능성 계속 발생 감시 및 방역대책 수립	말라리아, 결핵, 한센병, 성홍열, 수막구균성수막염, 레지오넬라증, 비브리오패혈증, 발진티푸스, 발진열, 쯔쯔가무시증, 렙토스피라증, 브루셀라증, 탄저, 공수병, 신증후군출혈열, 인플루엔자, 후천성면역결핍증(AIDS), 매독, 크로이츠펠트-야콥병(CJD) 및 변종크로이츠펠트-야콥병(vCJD), C형간염, 반코마이신내성황색포도알균(VRSA) 감염증, 카바페넴내성장내세균속균종(CRE) 감염증
제4군 (20종)	국내 새로 발생 또는 국외 유입되는 해외 유행	페스트, 황열, 뎅기열, 바이러스성출혈열(마버그열, 라싸열, 에볼라바이러스병), 두창, 보툴리눔독소증, 중증급성호흡기증후군, 동물인플루엔자 인체감염증, 신종인플루엔자, 야토병, 큐열, 웨스트나일열, 신종감염병증후군, 라임병, 진드기매개뇌염, 유비저, 치쿤구니야열, 중증열성혈소판감소증후군(SFTS), 중동호흡기증후군(MERS), 지카바이러스감염증
제5군 (6종)	기생충에 감염되어 발생	회충증, 편충증, 요충증, 간흡충증, 폐흡충증, 장흡충증
지정 감염병	1군 감염병부터 5군 감염병까지의 감염병 외에 유행여부를 조사 대상	수족구병, 임질, 클라미디아감염증, 연성하감, 성기단순포진, 첨규콘딜롬, 반코마이신내성장알균(VRE) 감염증, 메티실린내성황색포도알균(MRSA) 감염증, 다제내성녹농균(MRPA) 감염증, 다제내성아시네토박터바우마니균(MRAB) 감염증, 장관감염증, 급성호흡기감염증, 해외유입기생충감염증, 엔테로바이러스감염증

2장

의료종사자가 알아야 하는 감염질환

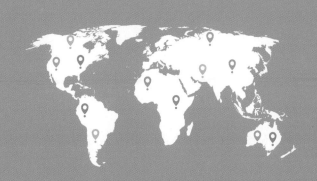

1 SARS

질병관리본부의 발족

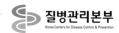

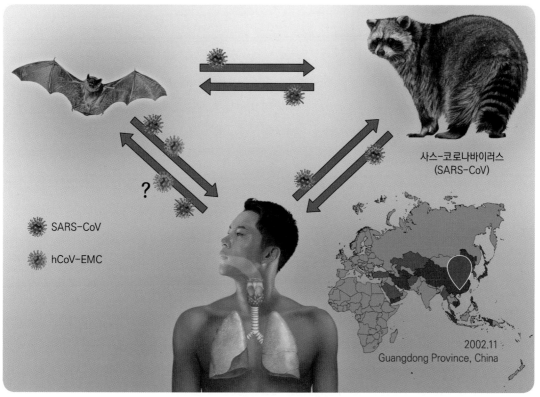

SARS-CoV

hCoV-EMC

사스-코로나바이러스
(SARS-CoV)

2002.11
Guangdong Province, China

사스(중증급성호흡기증후군, SARS : Severe Acute Respiratory Syndrome)는 2002년 겨울 중국 남부 광동지방의 포샨(Foshan)시에서 처음 발생하였으며, 갑작스런 고열을 보이다 급성호흡부전으로 진행하여 사망을 초래하는 21세기에 출현한 최초의 중증이며 전염력이 강한 새로운 질병으로 대두되었다. 사스는 수개월 만에 홍콩, 싱가포르, 베트남, 캐나다 등 전 세계로 확산되어 결과적으로 많은 인명피해와 경제적 손실을 경험하게 하였다.

이에 우리나라는 사스 사건을 계기로 신종 및 재출현 전염병으로부터 국민의 생명과 재산을 보호하기 위해서 2004년 1월 17일 방역업무와 검역 및 연구 기능이 통합 일원화된 질병관리본부를 발족하게 되었다.

1. 정의

중증 급성 호흡 증후군은 사스 코로나바이러스(SARS : Severe Acute Respiratory Syndrome coronavirus, SARS−CoV)가 사람의 호흡기 등에 침범하여 발생하는 바이러스성 호흡기 질환입니다. (제4군 법정 전염병 지정)

사스 바이러스 미리보기

Q1 > 어떤 경우에 사스를 의심할 수 있습니까?

- 증상이 발생하기 10일 이내에 감염위험 지역을 방문한 여행력이 있으면서 발열(38도 이상)과 기침이나 호흡곤란 등 호흡기 관련 증상을 보이는 경우에 의심할 수 있습니다.
- 흉부 방사선 소견상 폐렴 소견과 함께 호흡곤란증후군(Respiratory Distress Syndrome) 소견을 보이는 경우는 더욱 의심할 수 있습니다.
- 여행력이 없더라도 사스 환자와 아주 밀접한 접촉력이 있는 경우도 의심할 수 있습니다.
- 현재는 사스 감염위험 지역이 없습니다.

Q2 > 사스는 어떻게 전염이 될 수 있습니까?

- 사스 환자와의 직접적인 접촉에 의해 전파됩니다.
- 사스 환자의 분비물에 오염된 물건을 통해서 전파가 될 수 있습니다.
- 환자가 기침, 재채기를 하거나 대화 중에 튀는 비말(작은 침방울)에 병원체가 포함되어 있어 눈, 코, 입 등을 통해서 감염됩니다.
- 비말(작은 침방울)은 보통 1~2 미터 정도의 짧은 거리까지 퍼지는 것이 보통입니다.
- 비행기 여행에 의한 2차 감염 사례도 보고된 바 있습니다.

Q3 > 사스를 예방하려면 어떻게 해야 하나요?

- 현재까지는 백신이나 예방약은 없습니다.
- 사스 감염위험 지역으로의 불필요한 여행을 자제합니다.
- 손 씻기를 철저히 하는 것이 가장 중요합니다.

2. 역사 및 감염현황

2002년 11월 원인불명의 신종 전염병이 중국 광동 지역에서 시작되어, 그 후로 수개월 만에 홍콩, 베트남, 캐나다, 싱가포르 등 세계적으로 빠르게 확산되기 시작하였다.

감염환자가 급속히 확산되자 2003년 3월 12일 세계보건기구(WHO)는 전 세계에 이번 전염병에 대한 경고 메시지를 보내고 감시체계를 운영하기 시작했다. (우리나라는 2003년 3월 16일 감시체계가 시작)

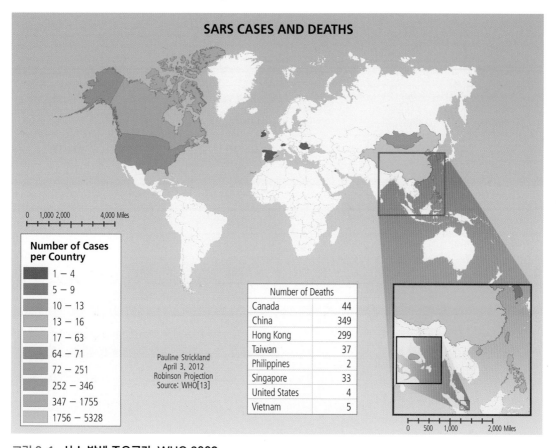

그림 2-1. **사스 발생 주요국가, WHO.2003**

SARS의 유행 기간 동안 우리나라는 환자 발생이 가장 많았던 중국, 홍콩, 대만과 지리적으로 밀접하고 인적, 물적 교류가 빈번한 곳이지만 환자 발생이 많지 않아, 중국에서는 한국은 김치 때문에 면역력이 강화되었기 때문이라는 주장도 나와 중국에서 김치판매량이 급증하는 사건도 벌어졌었다. 하지만 한편으로 근접국가인 일본에서는 감염환자가 발생하지 않았고 한국과 일본은 국민의 위생 의식이 다른 아시아 국가보다 높기 때문일 거라는 추측을 하였으며, 나아가 미국과 유럽 등 먼 나라에서는 중국인에 대한 기피 현상까지 생기기도 하였다.

이후 2003년 7월 5일 마지막 환자 발생지역인 대만의 여행 제한이 풀리며 SARS free 선언이 되었다. 그동안 세계를 긴장시킨 사스는 일단락되었지만 30개국에서 약 8,098명의 환자가 발생하였고 그 중 774명이 사망하였다. (우리나라는 3례의 추정 환자, 17례의 의심환자가 발생하였고 사망환자는 발생하지 않음)

표 2-1. 국가별 사스 환자 발생 현황표 (WHO 2003) (단위:명)

국가명	환자 수	사망자 수	국가명	환자 수	사망자 수
한국	3	0	필리핀	14	2
호주	6	0	아일랜드	1	0
캐나다	251	43	루마니아	1	0
중국	5,327	349	러시아	1	0
홍콩	1,755	299	싱가포르	238	33
대만	346	37	남아프리카	1	1
프랑스	7	1	스페인	1	0
독일	9	0	스웨덴	5	0
인도	3	0	스위스	1	0
인도네시아	2	0	태국	9	2
쿠웨이트	1	0	영국	4	0
말레이시아	5	2	미국	29	0
몽고	9	0	베트남	63	5
뉴질랜드	1	0	마카오	1	0
이탈리아	4	0	총	8,098	774

3. 원인 및 감염경로

1) 원인

원인·병원체는 사스 코로나바이러스(SARS coronavirus, SARS-CoV)이다. 사스는 지금까지 알려지지 않은 새로운 코로나바이러스로 진원지인 중국 남부의 광동 지방에서 식용으로 사육되는 사향고양이와 너구리 숙주를 통한 코로나바이러스 변종에 의해 동물로부터 사람으로 종간의 벽을 넘어 감염이 일어난 것으로 추정된다.

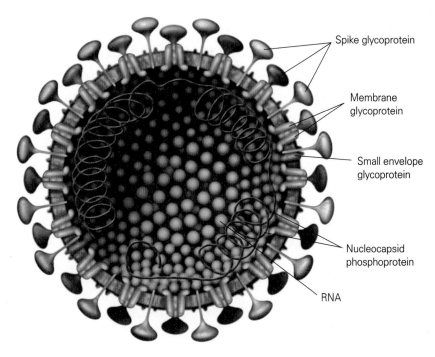

그림 2-2. **사스 코로나바이러스 (SARS coronavirus, SARS-CoV)**

2) 감염경로

사스의 정확한 감염 경로는 밝혀지지 않았지만, 주요감염경로는 '근접 대인 접촉'이다.

이미 사스에 감염된 환자의 기침, 재채기, 호흡기 미세 입자가 근처에 있던 사람의 입, 코, 또는 눈의 점막에 의해 전파되는 것으로 추정이 되며 그 밖에도 공기를 매개로 보다 널리 퍼질 수도 있다. 그리고 항문 및 구강 경로는 사스 감염환자의 대변에서 다량의 바이러스가 배출된 점에서 전파 가능성을 배제할 수는 없는 경로이며, 아직까지 밝혀지지 않은 다른 경로로 감염이 될 수도 있다.

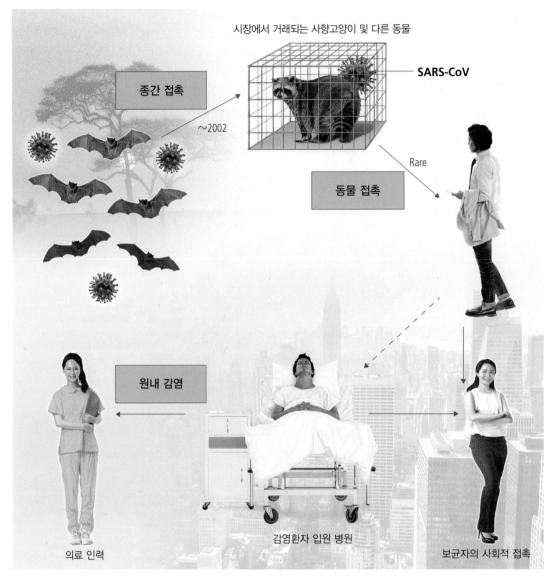

시장에서 거래되는 사향고양이 및 다른 동물

SARS-CoV

종간 접촉

~2002

동물 접촉

Rare

원내 감염

의료 인력

감염환자 입원 병원

보균자의 사회적 접촉

그림 2-3. 사스 코로나 바이러스 전파경로

감염원 사스 코로나바이러스	▶	사향고양이, 너구리 등 동물감염 추정	▶	동물숙주를 통해 변이된 바이러스가 인간에게 감염

4. 증상

사스 코로나바이러스에 노출이 되고 난 후 2~10일 정도의 잠복기를 거쳐 발열, 두통, 근육통, 무력감 등 신체 전반에 걸친 증상이 나타나는 것으로 추정된다.

후기 증상으로는 기침과 호흡곤란으로 인해 호흡부전이 진행되어 집중치료가 필요할 수도 있다. 그리고 대부분 감염환자에서 다량의 설사를 동반하기도 하며 다기관 부전증으로 진행되기도 한다.

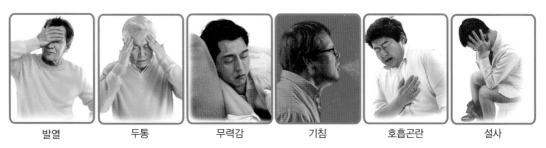

| 발열 | 두통 | 무력감 | 기침 | 호흡곤란 | 설사 |

그림 2-4. **사스 코로나바이러스 감염환자의 주요 증상**

5. 진단 및 검사

1) 진단

감염환자를 초기에 진단해서 전파를 막아야 하지만 조기에 진단할 수 있는 검사실적 방법은 어려워 세계보건기구는 임상적 소견으로 사스 의심환자, 사스 추정 환자를 (표 2-2)와 같이 정의하였다.

표 2-2. **WHO. 중증 급성 호흡기 증후군 감시에 대한 증례 정의(2003년 기준)**

의심환자	추정 환자(확진 환자)
38도 이상의 발열	의심환자이면서 흉부 방사선 소견상 폐렴이나 호흡부전을 보이는 경우
호흡기 증상(기침, 호흡곤란 등)	의심환자이면서 한 가지 이상의 SARS-CoV 검사에서 양성 소견
임상 증상 발생 10일 전 사스 의심/추정 환자와의 접촉, 사스 유행지역 여행, 사스 유행지역에 거주하는 경우	의심환자의 부검 조직검사에서 원인불명의 호흡곤란 부전증의 소견을 보인 경우

2) 검사

일반적인 검사로 혈액검사, 흉부 방사선 촬영, 가래, 대변 및 소변 등 검사를 시행하여서 얻은 검체 및 혈액으로 다음과 같은 검사를 시행할 수 있다.

(1) 분자생물학적 검사(PCR, Polymerase Chain Reaction)

PCR 검사에서 양성이 나오면 SARS-CoV의 RNA가 있음을 나타내는 것이다. SARS-CoV RNA는 혈액, 대변, 호흡기 검체와 체액 등 어디에서나 PCR로 발견할 수 있다.

하지만 PCR 검사에서의 음성으로 사스 바이러스의 존재를 배제할 수는 없다.

(2) SARS-CoV의 배양분리

사스감염환자의 세포배양검사 양성은 검체에 살아있는 SARS-CoV의 존재를 의미하지만, 마찬가지로 음성소견이 나온다고 해서 사스 바이러스의 존재를 배제할 수는 없다.

(3) 항체검사

효소 면역 검사법(ELISA, Enzyme-Linked Immunosorbent Assay), 면역 형광법(IFA, Indirect Immunofluoresenve Assay)이 있다. 사스 바이러스에 감염 시 경과에 따라 다른 타입의 항체가 나타난다. 항체는 감염 초기에 발견되지 않으며 질병이 회복된 후에도 남아있다. 그리고 감염 시기에 따라 수준이 변하기도 한다.

항체검사의 문제점으로는 질병의 초기에는 항체가 형성되지 않기 때문에 조기 검사가 힘들다는 점이다.

6. 치료

불행하게도 아직까지 사스 바이러스에 대한 효과적인 치료제나 백신은 없다. 임산부나 고연령 등의 위험인자를 갖는 경우의 환자를 제외하고는 대부분 7일 이내 거의 완전히 회복한다. 일부 환자에서 급성 호흡부전이 발생하는 경우에는 기계 호흡을 사용하는 등의 대증치료를 한다. 아직까지는 치료에 대한 연구가 더 필요한 실정이다.

7. 예방

　세계보건기구는 사스 의심환자나 사스 추정환자를 진료하는 의료진에게 적절한 개인보호 장구를 반드시 착용하고 접촉격리, 비말격리, 공기격리의 지침을 준수하라고 지정하였다.

　일반적으로는 손씻기 철저, 개인위생을 준수하고 사스 감염환자와의 접촉금지, 사스감염 유행지역에 여행 및 거주를 자제해야 한다.

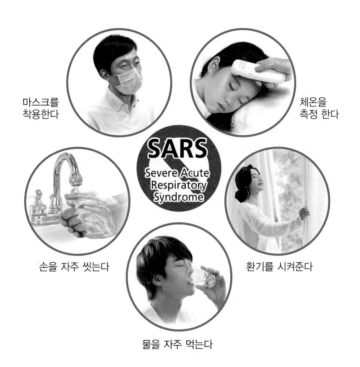

마스크를 착용한다

체온을 측정 한다

손을 자주 씻는다

환기를 시켜준다

물을 자주 먹는다

그림 2-5. 사스 코로나바이러스 일반적 예방법

H1N1

신종 인플루엔자 A

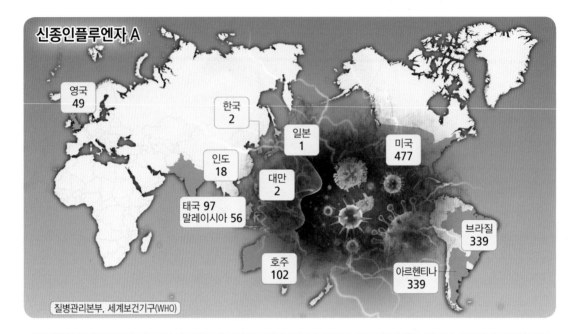

신종인플루엔자 A

| 영국 49 | 한국 2 | 일본 1 | 미국 477 | 인도 18 | 대만 2 | 태국 97 말레이시아 56 | 호주 102 | 아르헨티나 339 | 브라질 339 |

질병관리본부, 세계보건기구(WHO)

"신종플루, 돼지와 상관 없다.

세계보건기구, WHO가 초기에 신종 돼지인플루엔자, SI로 명명한 것은 인플루엔자의 유전자형이 기존 돼지 바이러스와 거의 비슷했기 때문입니다.

첫 집단 발병지에 세계 최대 돼지 농장까지 있어 신종 바이러스 역시 돼지에서 왔을 가능성을 높게 본 것입니다. 그러나 총 8개의 유전자 가운데 두 개가 변형된 신종 바이러스는 한 달 동안 찾았지만 멕시코 지역 어느 돼지에서도 나타나지 않았습니다.

결국 WHO는 오늘 신종 인플루엔자가 돼지에서 왔을 것이라는 판단이 잘못된 것이라고 인정하고 이름에서 돼지라는 단어를 완전히 빼기로 결정했습니다.

지금까지의 SI대신 H1N1 인플루엔자 A라는 이름을 붙였습니다. 바이러스 속의 새로운 유전자 2개가 돼지보다는 사람을 통해 변형됐을 가능성이 높다고 판단했기 때문입니다. 우리 정부도 이에 따라 SI라는 이름을 버리고 H1N1 인플루엔자 A로 이름을 바꾸고 편의상 신종 인플루엔자로 부르기로 했습니다.

그러나 아직도 일부 학자들은 신종플루에 감염된 돼지를 찾지 못했을 뿐이지 돼지에서 변형된 것이 맞다는 주장을 굽히지 않고 있습니다.

1. 정의

신종 인플루엔자 A (H1N1)는 A형 인플루엔자 바이러스가 변이를 일으켜 생긴 새로운 바이러스로, 2009년 전 세계적으로 대유행을 일으켰던 호흡기 질환이다.

인플루엔자는 8개의 유전자로 이루어져 있으며, 이 유전자는 각각 단백질을 생성한다. 이 중 HA (hemagglutinin)과 NA (neuraminidase)라는 단백질이 해당 인플루엔자의 독성·전염성 등을 좌우한다. 인플루엔자 바이러스의 이름을 정할 때 HA에서 H, NA에서 N으로 표기하여 H1N1으로 이름을 붙인다.

만약 인플루엔자가 동물에서 분리됐다면 'Influenza A/swine/Iowa/15/30 (A/H1N1)'처럼 A 다음에 동물명(swine=돼지)을 따로 표기해 준다. 이런 표기가 없으면 사람에서 분리된 바이러스이다.

신종 인플루엔자 유전자형이 돼지 바이러스와 유사하여 유행 초기에 '돼지 인플루엔자'(SI)로 불렸지만, 돼지와 관련이 있다는 증거가 없어 세계보건기구(WHO)는 이름에서 돼지라는 단어를 빼고, SI(돼지 인플루엔자) 대신 신종 인플루엔자 A (H1N1)로 공식 명칭을 사용하기로 했다.

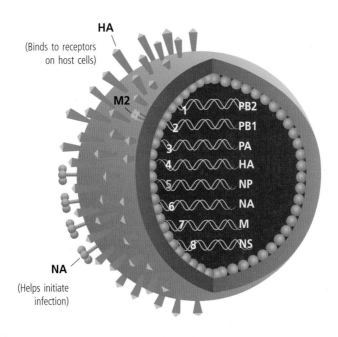

그림 2-6. 신종 인플루엔자 A (H1N1) 구조

신종 인플루엔자 A (H1N1) 미리보기

Q1 > 신종인플루엔자 A(H1N1)는 사람간 감염이 되나요?

- 세계보건기구(WHO)와 미국 질병통제예방센터(CDC)에 의하면 사람간 전염이 가능한 것으로 보고되고 있습니다. 감염된 환자의 기침이나 재채기를 통해서 감염될 수 있습니다.

Q2 > 신종인플루엔자 A(H1N1) 증상은 어떤가요?

- 일반적으로 계절인플루엔자 증상과 크게 다르지 않으며, 발열, 콧물, 인후통, 기침 등의 증상이 발생합니다. 사람들에 따라서 오심, 무력감, 식욕부진, 설사와 구토 증상이 함께 나타나기도 합니다.

Q3 > 신종인플루엔자 A(H1N1) 치료는 어떻게 하나요?

- 미국 질병통제센터(CDC)에 의하면 신종인플루엔자 치료제인 오셀타미비르(oseltamivir)와 자나미비르(zanamivir)가 신종인플루엔자 A (H1N1) 인체감염증v치료제로 효과가 있다고 보고되었습니다.

2. 역사 및 감염현황

1) 역사

인플루엔자는 겨울철에 유행하는 급성 호흡기바이러스 감염으로 매년 유행하는 계절인플루엔자는 바이러스의 항원 소변이에 의한 것인 반면에 대유행 인플루엔자는 10~40년을 주기로 항원 대변이에 의한 것으로 세계적인 유행을 특징으로 인구의 1/3 또는 1/2이 감염되어 인명 및 사회 경제적으로 상당한 피해를 주었다.

20세기에 들어 인류는 1900년 이후 현재까지 1918년의 스페인 독감, 1957년의 아시아 독감, 1968년의 홍콩 독감 등 최소한 3번의 대유행을 통해 큰 피해를 경험하였다.

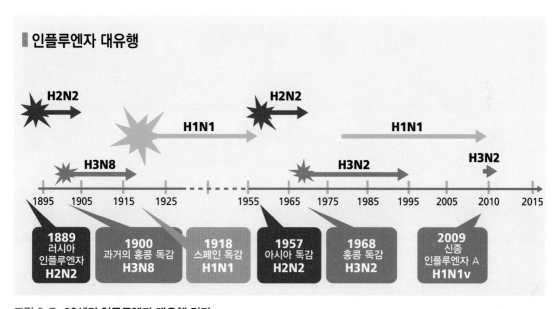

그림 2-7. 20세기 인플루엔자 대유행 경과

(1) 1918년 대유행

인플루엔자 바이러스 A (H1N1)에 의한 스페인 독감은 1918년 봄에 1차 유행과 가을과 겨울에 걸친 2차 유행으로 크게 구분되는데, 2차 유행은 인류역사에 큰 재앙이었으며, 이 시기에 세계적으로 최소 2천만 명에서, 최대 8천만 명 정도가 독감으로 사망한 것으로 보고 있다. 또, WHO(세계보건기구)는 당시 세계인구의 약 1/50에 해당하는 4~5천만 명이 독감으로 사망한 것으로 기록하고 있다.

당시 피해가 가장 컸던 지역은 인도를 포함한 아시아 국가들이었으며, 약 1천만명의 사망자를 발생시켰다.

1918년 유행 당시 젊은 인구의 높은 사망률을 보였으며, 전체 사망자의 대부분이 65세 이하였고, 특히 20~45세가 전체 사망자의 60%를 차지했다는 점에서 큰 차이를 보였다.

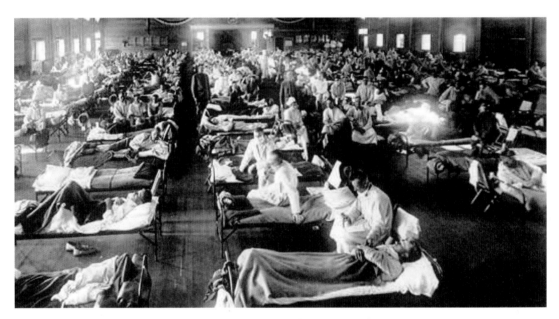

그림 2-8. 1918년 미국 캔자스주의 임시병동에 격리 수용된 '스페인 독감' 환자 모습

(2) 1957년 대유행

아시아 독감은 스페인 독감보다 독성이 약한 A(H2N2타입)에 의한 것이었는데, 스페인 독감과는 달리 2차 때보다는 1차 유행에서 더 큰 피해가 있었다. 또한 발생 시기도 늦여름에서 가을이었으며, 55세 이상의 고 연령층이 많았다.

(3) 1968년 대유행

홍콩독감 A (H3N2)는 3개의 대유행 중 가장 경미한 독성임에도 불구하고 당시 세계적으로 백만 명 정도의 사망자를 발생시켰고, 이후 매년 겨울철 유행으로 큰 피해를 가져왔다.

2) 감염현황

(1) 국외

2009년 4월 17일, 미국 질병관리본부는 미국 캘리포니아주에서 신종 인플루엔자 A (H1N1)바이러스에 감염된 10세 남아를 발견하고, 4월 24일 미국정부가 이는 돼지에서 유래된 신종 인플루엔자로 공표하였다. 동시에 멕시코에서는 854명의 의심환자와 59명의 사망자가 발생하면서 신종 인플루엔자에 의한 대유행으로 발전할 가능성을 예감한 세계보건기구(WHO)는 4월 25일 "세계적인 공중보건위기상황"을 선포하였다.

4월 27일부터는 미국, 멕시코, 캐나다, 스페인으로 빠르게 전파되는 양상이 보고되면서 인플루엔자 대유행 경보수준 3단계에서 5단계로 급박하게 상향시켰고, 세계보건기구(WHO)는 6월 11일 2009년 인플루엔자 대유행을 공식 선언하였다.

이후 전 세계적으로 기하급수적으로 전파된 신종인플루엔자 A (H1N1) 감염은 2009년 10월 11일 기준 191개 이상의 국가에서 세계적으로 399,232명의 확진자와 4,735명의 사망자를 발생시켰으나 실제 환자 수는 더 많을 것으로 추정하고 있다.

2009년 12월13일 기준 세계적으로 사망자 수는 10,582명이었고, 많은 국가에서 감염자 집계를 중단하고 제한된 공중보건인력과 의료자원을 감염자 집계 및 방역에 소모하기보다 비전형적인 증례의 감

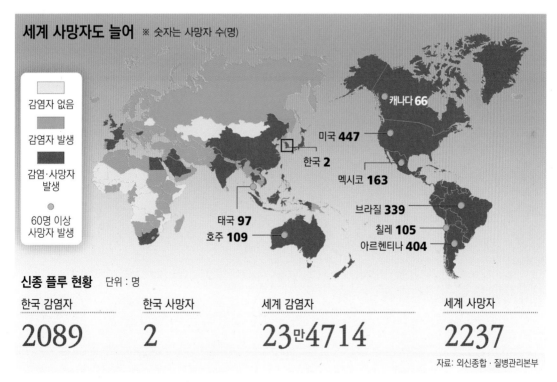

그림 2-9. 전 세계 감염 및 사망자 현황

시와 중증환자의 치료에 집중하도록 권고하였다. 가장 큰 인명피해는 6,335명으로 아메리카 대륙에서 발생하였고, 유럽지역에 1,654명, 서태평양지역 1020명, 동남아시아 892명, 중동지역 572명, 아프리카 109명 순이다.

(2) 국내

우리나라의 경우 2009년 4월 28일에 처음으로 추정 환자가 보고된 후 2009년 5월 2일에 확진자가 확인되었다. 6월 1일 39명에서 점점 확산되어 8월 19일까지 2,417명의 확진자가 확인되었다.

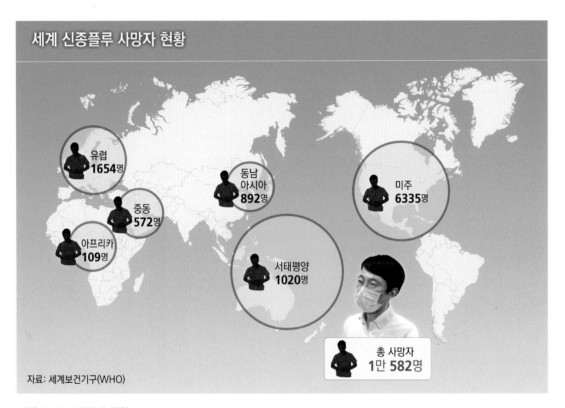

그림 2-10. **사망자 현황**

표 2-3. 국내 첫 감염 사례와 유행 경과

날짜	경과 내용
8월 1~5일	직장 동료들과 태국여행 후 발열증상으로 보건소 방문
8월 8일	당시 체온 37.7℃로 호흡기 증상 없어 진행경과를 관찰하기 위해 보건교육 후 N95마스크, 항균비누를 지급하여 귀가조치
8월 9일	발열, 호흡곤란, 전신통으로 지역병원 응급실을 통해 세균성 폐렴 진단하에 입원치료
8월 10일	인근 종합병원으로 전원하여 중증 세균성 폐렴 진단하에 중환자실에서 기계호흡 및 항생제 치료
8월 12일	A형 양성으로 확인되어 신종 인플루엔자 의심하에 타미플루 투약 시작(보건소에 신고)
8월 15일	폐렴 및 패혈증으로 사망 (8월 14일 시도 보건환경연구원 검사 결과A형 인플루엔자 양성으로 확인, 8월 15일 질병관리본부 확진검사에서 신종 인플루엔자로 최종 확진)

2009년 7월 21일 국가위기단계를 '주의'에서 '경계' 단계로 상향 조치되고, 8월 중순 인플루엔자 표본감시에 의한 유행기준인 1,000명당 2.67명을 넘으면서 2009년 8월 15일 우리나라 최초 사망자가 발생하는 등 10월 초 지역사회의 감염사례 확산이 빠르게 진행되었다.

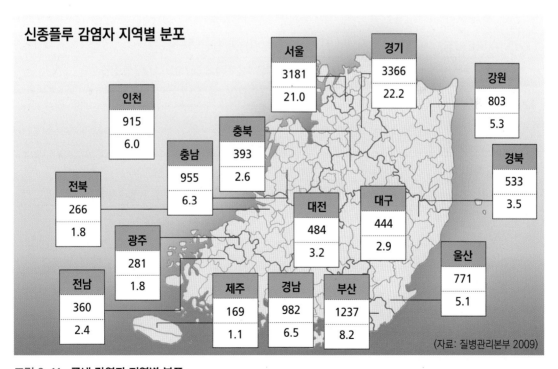

그림 2-11. **국내 감염자 지역별 분포**

2009년 11월 3일 '심각' 단계로 상향조치 후, 행정안전부 장관을 본부장으로 하는 '중앙재난안전대책본부'를 구성하여 범정부적 총력대응체계로 전환하였다. 이후 항바이러스제 보급, 예방접종및 의료기관 강제격리 등 정부의 총력대응으로 2009년 12월 11일 '경계' 단계로 2010년 3월 31일 '관심' 단계로 하향조치되었지만, 2010년 2월 27일기준 총 사망자 수는 243명으로 보고되었다.

표 2-4. 국내 신종 인플루엔자 A (H1N1) 주요 일지

날짜	내용
2009년 4월 28일	국내 첫 추정환자(51세 여성) 발생
5월 1일	국가전염병위기단계 '주의'로 격상
5월 2일	51세 여성 확진 판정
5월 24일	서울 강남 C어학원 첫 집단 발병 확인
6월 20일	확진환자 100명 돌파(총105명)
7월 10일	국내 첫 지역사회 감염환자(36세 여성) 발생
7월 21일	국가전염병위기단계 '경계'로 격상
8월 15일	국내 첫 사망자(55세 남성) 발생
9월 15일	국내 감염자 1만 명 돌파
10월 27일	백신 접종 시작
10월 30일	항바이러스제 전국 약국 배포
11월 2일	10월 마지막주 하루 평균 확진환자 8,857명으로 대유행 진입 발표
11월 3일	국가전염병위기단계 '심각'으로 격상(사망자 누계 42명)
11월 8일	인플루엔자 유사환자 분율 감소 추세로 전환
12월 11일	국가전염병위기단계 '경계'로 하향조정
2010년 2월 19일	모든 국내 거주(외국인 포함) 백신 접종 가능
3월 8일	국가전염병위기단계 '주의'로 하향조정(2월 27일 기준 사망자 누계 243명)

표 2-5. 국내 감염 사망자 현황

	사망 일자	나이 성별	지역	고위험군 여부	감염경로	증상 (최종사인)	항바이러스 투약시점
1	8월 15일	56세 남	경남	확인불가	태국 여행 후	발열, 호흡곤란, 전신통 (패혈증)	첫 증상 후 5일째
2	8월 16일	63세 여	서울	고혈압	지역사회	기침, 발열, 인후통, 전근육통 (급성호흡곤란증후군)	18일째
3	8월 27일	67세 남	서울	천식, 20년간 흡연	지역사회	기침, 가래, 호흡곤란 (패혈증)	첫 증상시기 불명
4	9월 2일	47세 여	수도권	만성신부전증, 고혈압, 당뇨	지역사회	발열, 전신무력감 (저혈압, 의식저하, 흉통)	10일째
5	9월 12일	73세 여	수도권	65세 이상, 고혈압	미국 방문 후	발열, 기침,가래 (다발성장기부전)	1일째
6	9월 13일	67세 남	수도권	65세 이상, 만성간질환	지역사회	호흡곤란,가래 (패혈증, 다발성장기부전)	7일째
7	9월 13일	78세 남	영남 지역	65세 이상, 간경화 알코올 중독, 고혈압	지역사회	패혈증	4일째

3. 원인 및 감염경로

1) 원인

신종 인플루엔자 A (H1N1)는 2009년 3월 말 미국 캘리포니아주에서 발열, 기침 및 구토로 내원한 10세 남아의 비인두 흡입 검체에서 처음으로 검출되었다.

사람 H1과 H3 아형에는 음성을 보였지만, 돼지에서 기원한 새로운 H1N1 바이러스가 검출되면서 신종 인플루엔자 A가 처음으로 밝혀졌다. 인플루엔자 바이러스는 바이러스의 표면 항원인 적혈구응집소(헤마글루티닌, hemmaglutinin, HA)와 뉴라민분해효소(뉴라미니다아제, neuraminidase, NA)에 의해 아형이 결정된다.

15가지 아형의 H는 바이러스가 체세포에 부착하는 데 중요한 역할을 하며, 9가지 아형의 N은 감염된 세포로부터 증식되어 바이러스가 빠져나와 새로운 체세포가 감염되도록 기존의 감염된 세포와 바이러스 입자 간의 결합을 끊어주는 역할을 한다.

인플루엔자 바이러스는 항원 변이라는 독특한 특징을 가지고 있으며, 매년 대변이와 소변이를 통해 지속적으로 인플루엔자의 유행을 초래한다. 인플루엔자 바이러스 표면의 항원인 적혈구응집소(헤마글루티닌, hemmaglutinin, HA)와 뉴라민분해효소(뉴라미니다아제, neuraminidase, NA)의 변이와 관련되며, 특히, 감염의 방어역할을 결정하는 HA에 대한 항체가 있는지의 여부가 중요하다.

A형 인플루엔자에서만 가능한 항원 대변이는 기존의 인플루엔자 바이러스의 유전자와는 전혀 다른 새로운 형태의 아형이다. 인플루엔자 바이러스는 몇 개의 유전자 조합으로 이루어져 있어 사람과 동물의 인

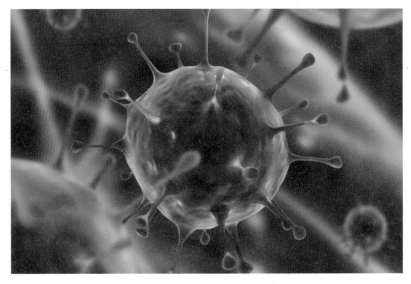

그림 2-12. **신종 인플루엔자 A (H1N1)**

플루엔자 바이러스가 한 개체 내에 이중 감염을 유발하고, 그 과정에서 유전자 재조합으로 인류가 경험하지 못한 신형 바이러스가 생기는 것이다.

인플루엔자 바이러스의 HA는 종(種) 특성을 가지고 있어 직접 사람으로 전파되지 못하고 사람과 조류 인플루엔자 바이러스(H5N1)에 대하여 모두 감수성이 있는 돼지라는 '혼합 용기' 내에서 새로운 사람 인플루엔자 바이러스로 재조합되어야만 사람에 대한 병독성을 갖게 된다. 미국 질병관리본부는 신종 인플루엔자 A는 북미의 돼지, 사람 및 조류 인플루엔자 바이러스와 유라시안 돼지 인플루엔자 바이러스의 유전자들이 혼합된 4종 재조합 바이러스로 보고 있다.

2) 감염경로

신종 인플루엔자 A (H1N1) 바이러스는 감염된 환자의 호흡기로부터 기침, 재채기 등에 의해 외부로 방출된 바이러스 입자가 분무 또는 도말 형태로 오염된 환경과의 직·간접적인 접촉에 의한 공기감염 전파 및 감수성이 있는 다른 사람의 호흡기를 통해 전파된다. 호흡기 분비물 외에도, 설사와 같은 다른 체액에 의한 전파로 감염될 수도 있다.

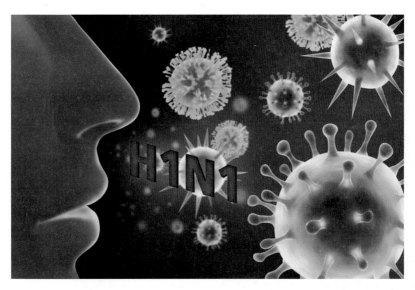

그림 2-13. **감염경로**

4. 증상

신종 인플루엔자 A (H1N1)는 계절 인플루엔자와 비슷한 임상 증상을 보이므로 구별이 어렵다. 단지 신종 인플루엔자A (H1N1)에서는 특이적으로 설사와 구토 등 위장관 증상이 발생하여 구별된다.

전형적인 증상은 갑작스런 고열(38~40℃), 오한, 근육통, 두통 등의 전신 증상과 마른 기침, 인후통 등의 호흡기 증상이 나타난다. 그 외 다른 증상으로 관절통, 심한 흉부 불쾌감 등도 나타날 수 있다.

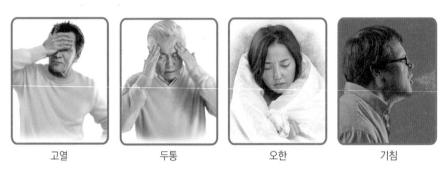

| 고열 | 두통 | 오한 | 기침 |

그림 2-14. 신종 인플루엔자 A 감염환자의 주요 증상

표 2-6. 감기와 신종 인플루엔자 A(H1N1)의 증상 비교

증상	감기(Cold)	신종 인플루엔자 A(H1N1)
열	드물게 나타남	보통 80 %정도에서 나타남. 37.8도 이상이 3~4일 지속됨
기침	콧물과 기침이 종종 나타남.	보통 콧물 없이 기침만 발생(마른기침)
몸살	가벼운 몸살이 약간 나타날 수 있음.	매우 심한 몸살이 나타남.
코막힘	일반적으로 나타나며, 감기와 함께 보통 1주 이내에 치유됨.	잘 나타나지 않음.
오한	감기와 드물게 나타남.	환자의 60%는 오한을 겪음.
피로감	가벼운~보통 정도	보통~심함.
재채기	보통 나타남.	잘 나타나지 않음.
발병 증상	며칠간 걸쳐 발병하는 경향이 있음.	3~6시간 내에 빠르게 발병하면서 고열, 몸살과 같은 급작스런 증상을 보임.
두통	감기에 보통 드물게 나타남.	환자의 80%는 두통을 수반함.
편도선	일반적으로 나타남.	잘 나타나지 않음.
흉부 불쾌감	감기로 가볍거나 보통 정도의 불쾌감.	종종 심한 경우가 있음.

5. 진단 및 검사

신종 인플루엔자 A (H1N1) 감염이 의심되거나 추정되는 경우에는 확진을 위한 실험실적 확진검사를 해야 한다.

감염의 확진검사를 위해 상부호흡기에서 채취한 검체가 사용되며, 비인두 도말 / 흡인 또는 비강세척 / 흡인 검체가 필요하지만, 검체 채취가 어려울 경우 비강 도말이나 구인두 도말 검체도 가능하다.

신종 인플루엔자 A (H1N1) 환자의 진단 및 검사 기준은 다음과 같다.

표 2-7. 신종 인플루엔자 진단기준

확진환자
- 아래 실험방법 중 한 가지 이상의 방법에 의해 신종 인플루엔자 A (H1N1) 바이러스 병원체 감염을 확인한 급성열성호흡기질환자 • Real-time RT-PCR • Conventional RT-PCR • 바이러스 배양
추정환자

- 급성열성호흡기질환이 있으면서 인플루엔자 A는 확인되었으나, 기존 사람인플루엔자 H1과 H3 음성인 자
   ※ 급성열성호흡기 질환(acute febrile respiratory illness)
- 7일 이내 37.8℃ 이상의 발열과 더불어 다음 증상 중 1개 이상의 증상이 있는 경우
   • 콧물 혹은 코막힘
   • 인후통
   • 기침
단, 최근 12시간 이내 해열제 또는 감기약(해열성분 포함)을 복용한 경우 발열 증상으로 인정함.

6. 치료

신종 인플루엔자 환자의 확진, 추정 및 의심환자에 대해서 치료에 효과적인 항바이러스제는 뉴라미니다제 억제제(oseltamivir , zanamivir)와 M2 억제제(amantadine, rimantadine) 두 가지 종류가 있다.

신종인플루엔자가 대부분 자연 치유되는 경증 질환의 경과를 밟기 때문에 항바이러스제는 입원환자 및 인플루엔자 합병증 발생의 위험이 높은 고위험군이 우선적인 투여대상으로 고려된다. zanamivir 또는 oseltamivir와 같은 항바이러스제는 증상 시작 이후 가급적 빠른 시일 내에 투여가 시작되어야 하며, 치료의 기간은 5일이다.

임산부의 경우 oseltamivir가 태아에 영향을 미칠 수 있으나 부작용이 밝혀진 바는 없다.

7. 예방

신종 인플루엔자 감염환자로부터 기침, 재채기 등으로 인한 비말핵에 오염된 환경과 직·간접적으로 접촉하여 호흡기를 통해 감염되므로 이를 사전에 차단해야 한다.

손을 자주 씻고, 손으로 눈, 코, 입을 만지는 것을 피해야 한다. 재채기를 할 경우에는 화장지로 입과 코를 가리고, 화장지를 버린 후 손을 깨끗하게 씻도록 한다. 인플루엔자 환자가 발생한 국가를 방문한 후 급성열성호흡기 증상이 있으면 검역소나 보건소에 신고해야 한다.

음식물 섭취로는 신종 인플루엔자 A (H1N1)에 감염되지 않으며, 신종 인플루엔자 A (H1N1) 바이러스는 70℃ 이상 가열하면 사멸된다.

3 EVOLA

공포의 바이러스 에볼라

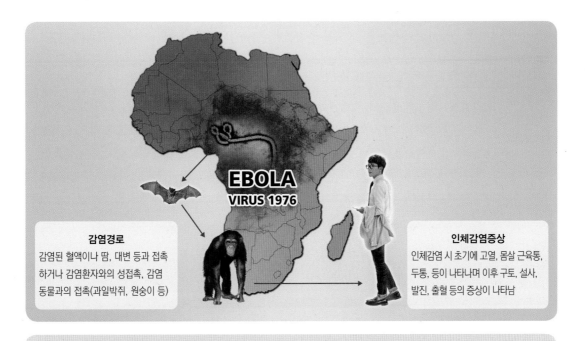

감염경로

감염된 혈액이나 땀, 대변 등과 접촉하거나 감염환자와의 성접촉, 감염 동물과의 접촉(과일박쥐, 원숭이 등)

인체감염증상

인체감염 시 초기에 고열, 몸살 근육통, 두통, 등이 나타나며 이후 구토, 설사, 발진, 출혈 등의 증상이 나타남

에볼라 결국 그녀를 잠들게 하다

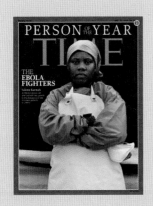

살메로 카르와는 리베아 내전이 발생한 1989년 태어나 긴 내전 기간 동안 살아남았고, 2014년 에볼라 사태 때도 감염을 딛고 살아남아 다른 환자를 돌봐 '에볼라의 전사'라는 이름으로 같은 해 타임(TIME)지 '올해의 인물'로 선정되었던 간호사였다. 그녀는 자신도 에볼라의 발병과 치료를 모두 겪으면서도 환자들을 위해 희생하였다. 인류가 희생과 박애의 상징으로 떠받들던 그녀가 산후 합병증으로 병원을 찾았을 무렵 의료진은 에볼라의 재발을 의심해 진료를 거부했고 그녀는 출산 닷새 만에 숨졌다. 그녀의 죽음은 전염병에 대한 비이성적 공포와 사회적 편견, 보건 시스템을 환기시키는 희생이었다. 생을 마감하기 전까지도 그녀는 이런 말을 남겼다고 한다.

" 집에 머물고 있는 에볼라 환자가 있다면 나에게 알려 달라"

1. 정의

에볼라 바이러스는 급성 열성감염을 일으키는 바이러스 질환의 일종으로 인간과 원숭이, 고릴라, 침팬지 등 유인원 등이 감염되는 치사율이 높은 중증 감염병으로 알려져 있다. 1976년 콩고 민주공화국의 에볼라 강 근처 마을과 수단 외곽 지역에서 동시에 처음 발생하였고, 에볼라 출혈열 (ebola hemorrhagic fever)이라고도 부른다.

에볼라바이러스 미리보기

Q1 > 에볼라바이러스병은 사람에게 어떻게 전파됩니까?

- 감염 환자의 혈액 또는 체액(타액, 소변, 구토 물, 대변 등) 등이 피부 상처 또는 점막을 통해 접촉으로 감염되거나 환자의 성 접촉되어 정액을 통해서도 감염될 수 있습니다. 그리고, 환자의 혈액이나 체액으로 오염된 옷, 침구류, 감염된 바늘 등이 사람의 점막, 피부 상처 등에 직접 접촉을 통해 감염될 수도 있습니다. 또한, 바이러스에 감염된 원숭이, 고릴라, 침팬지, 과일박쥐 등 동물과의 직접 접촉을 통해 감염될 수도 있습니다.

Q2 > 에볼라바이러스병의 잠복기는 어느 정도입니까?

- 감염 후 2~21일 (평균 8~10일)이 지나 증상이 나타납니다.

Q3 > 에볼라바이러스병의 주요 증상은 무엇입니까?

- 열, 전신 쇠약감, 근육통, 두통, 인후통 등 비전형적인 증상 이후에 오심, 구토, 설사, 발진이 동반되고 때로는 체내 · 외 출혈 경향이 있을 수 있습니다.

Q4 > 에볼라바이러스병의 감염을 예방하려면 어떻게 하나요?

- 유행지역인 아프리카를 방문할 경우 바이러스에 감염되지 않도록 주의하여야 하며, 환자 발생 시 환자의 체액과 가검물 접촉에 주의하여야 합니다.

2. 역사 및 감염현황

에볼라바이러스는 1976년 자이르(현재의 콩고민주공화국)에서 처음 나타난 질병으로 질병 발생 약 1년에 걸쳐 자이르와 수단에 600여 명의 환자를 발생시키면서 등장한 강력한 바이러스 질병의 하나이다. 처음 자이르에 에볼라바이러스가 발생했을 때에는 318명의 환자 중 280명이 사망함으로써 88%의 사망률을 기록하기도 했다. 88%라는 숫자는 수백 명 단위로 발생한 질병 중에서는 최고 수준의 사망률로, 이보다 더 치명적인 질병은 찾기 어려울 정도였다. 발병 당시부터 에볼라에 대한 연구를 시작했지만, 질병의 정체도 명확하지 않고 치료의 방법도 확실히 찾지 못한 상태에서 1년여 만에 자취를 감추었으니 신기하지 않을 수 없었다.

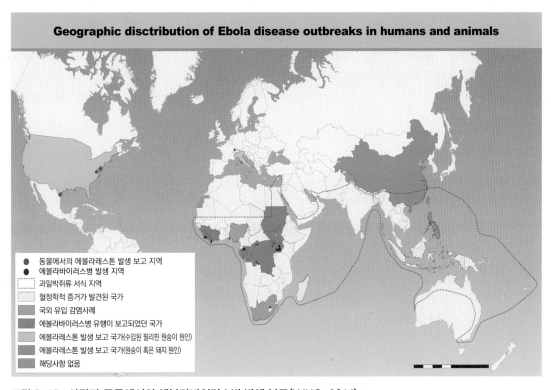

그림 2-15. 사람과 동물에서의 에볼라바이러스병 발생 분포(WHO, 2014)

1976년 첫 발병이후 3년, 약 640명 정도의 감염환자가 발생하다 다행히 1990년대 중반까지는 새로운 환자가 거의 발생하지 않아서 별 문제는 없어 보였으나 그 후로 2013년 이전까지 나라와 지역을 옮겨가며 가끔씩 수십에서 최대 425명까지 환자를 발생시키며 산발적 유행을 해왔다. 현재까지 국내 감염사례는 없고 세계보건기구(WHO)는 2017년 7월 2일 콩고민주공화국 에볼라 유행 종료 선언을 하였다.

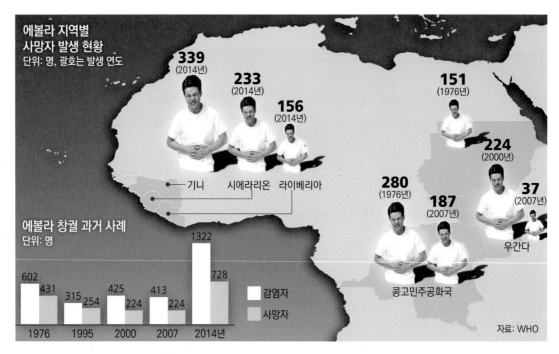

그림 2-16. 에볼라바이러스병 주요발생 1976~2014

　1976년 처음 발견된 에볼라바이러스병이 시간을 두고 유행한 이유는 2014년 이전에 발생한 에볼라바이러스병은 비교적 고립된 국가 위주로 발생하였고, 그 후 에볼라바이스의 전파가 시작된 기니, 시에라리온, 라이베리아의 경우, 상대적으로 사람들의 왕래가 많았기 때문이다.

　발병 시기에 장례문화가 발전하지 못한 이 지역들은 시신을 그냥 손으로 만지거나 에볼라 숙주로 예상되는 과일박쥐를 날 것으로 섭취하는 등의 전통을 가지고 있었다.

　이러한 환경이 감염률을 높였지만 감염에 대한 인식이 부족했던 시대 상황이나 보건에 대한 사회적 기반이 부족했던 부분이 유행을 확산시켰고, 이 점은 아쉬움으로 남는다.

표 2-8. 에볼라바이러스병 발생현황, WHO 1976-2017

발생연도	발생국	유형	발생	사망	발생연도	발생국	유형	발생	사망
2017	콩고	자이레	8	4	2007	콩고	자이레	264	187
2015	이탈리아	자이레	1	0	2005	콩고	자이레	12	10
2014	콩고	자이레	66	49	2004	수단	수단	17	7
2014	스페인	자이레	1	0	2003	콩고	자이레	178	157
2014	영국	자이레	1	0	2001,02	콩고	자이레	59	44
2014	미국	자이레	4	1	2001,02	가봉	자이레	65	53
2014	세네갈	자이레	1	0	2000	우간다	수단	425	224
2014	말리	자이레	8	6	1996	남아프리카	자이레	1	1
2014	나이지리아	자이레	20	8	1996	가봉	자이레	91	66
2014,16	시에라리온	자이레	14,124	3,956	1995	콩고	자이레	315	254
2014,16	라이베리아	자이레	10,675	4,809	1994	코르티부아르	타이포레스트	1	0
2014,16	기니	자이레	3,811	2,543	1994	가봉	자이레	52	31
2012	콩고	분디부교	57	29	1979	수단	수단	34	22
2012	우간다	수단	31	21	1977	콩고	자이레	1	1
2011	우간다	수단	1	1	1976	수단	수단	284	151
2008	콩고	자이레	32	14	1976	콩고	자이레	318	280
2007	우간다	분디부교	149	37	합 계			31,107	12,966

3. 원인 및 감염경로

1) 원인

에볼라바이러스는 필로바이러스과(filoviridae family)에 속하는 직경 80nm, 길이 800~1,000nm인 선형이며 외피를 가진 바이러스로 선형분자 단일가락 음성극성에 RNA를 포함하고 있다. 현재까지 5개 유형의 에볼라바이러스가 확인되고 있다.

* BEBOV (Bundibugyo evolavirus). ZEBOV (Zaire evolavirus). REBOV (Rston evolavirus).
　SEBOV (Sudan evolavirus). TAFV (Tai Forest evolavirus).

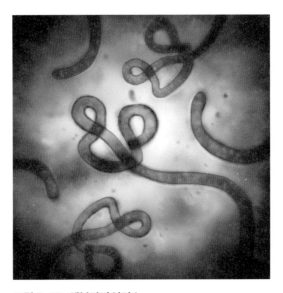

그림 2-17. 에볼라바이러스

2) 감염경로

감염은 감염원인 과일박쥐나 고릴라, 침팬지 등의 동물과 직접접촉을 하거나 환자의 혈액 또는 체액(타액, 소변, 구토 물, 대변 등) 등이 피부상처 또는 점막에 직접접촉할 때 이루어진다. 환자와 성 접촉을 통한 감염 사례도 있으며 산모의 양수, 수유 등을 통한 수직 감염 등도 배제하지 못한다. 초기 감염은 보호구 미착용이나 부적절한 착용으로 인한 병원환경에서의 감염이 많았고 환자의 부적절한 시신 처리과정에서의 감염도 발생하였다.

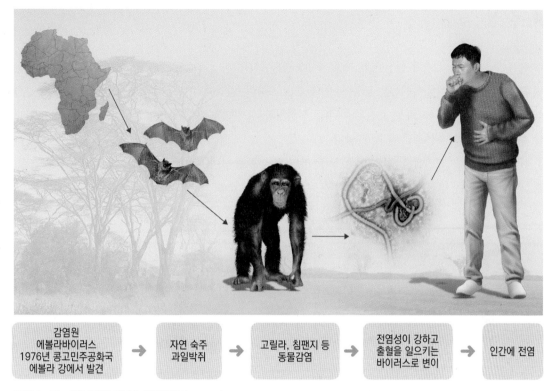

| 감염원
에볼라바이러스
1976년 콩고민주공화국
에볼라 강에서 발견 | → | 자연 숙주
과일박쥐 | → | 고릴라, 침팬지 등
동물감염 | → | 전염성이 강하고
출혈을 일으키는
바이러스로 변이 | → | 인간에 전염 |

그림 2-18. 에볼라바이러스 감염경로

에볼라바이러스병은 대개 아프리카의 풍토병으로 알려져 있다. 유행은 대부분 한 명의 초발 환자가 자연환경에서 숙주로부터 바이러스를 옮아온 뒤 친밀한 접촉에 의해 주위의 사람들에게 바이러스를 전파하여 발생했다.

에볼라 바이러스의 자연 숙주로 과일박쥐가 의심을 받기 시작한 것은 2000년대에 들어와서이다. 과학자들은 바이러스를 품고 있는 다른 종류의 동물을 찾기 위해 에볼라바이러스병이 발생한 지역에서 박쥐와 새는 물론 작은 포유류까지 조사했다. 그리고 증상은 보이지 않지만 실제 바이러스를 품고 있는 세 가지 종류의 박쥐를 찾아낼 수 있었다. 야생 박쥐가 서식하는 동굴, 과일박쥐가 수도 없이 매달려 있는 속이 빈 큰 나무가 에볼라 바이러스의 온상으로 지목됐다. 그리고 아프리카에서는 식용으로 과일박쥐를 사냥하는 일도 종종 있었고, 감염된 박쥐의 분변이나 배설물 등이 나무나 숲 등에 자연스럽게 남아 있어 일상생활을 하며 자신도 모르게 감염되는 경우도 있었을 것이다.

4. 증상

에볼라바이러스의 초기 증상은 비 특이적이나 발열, 식욕부진, 무력감, 허약감 등이 가장 일반적이다. 이후 갑작스런 고열이나, 근육통, 두통 등을 주로 호소하며, 발진이 동반되기도 한다. 가끔 체내·외 출혈이 나타나는데 항상 나타나는 소견은 아니며, 임상경과 후기에 점상출혈, 반상출혈, 점막출혈 등이 나타날 수 있지만 심한 출혈은 그리 많지 않다.

에볼라의 잠복기 2일에서 최대 21일, 통상 감염 10일쯤 증상이 악화되고, 발열, 오한, 두통, 구토, 설사, 인후 통, 탈수, 발진 등의 증상을 보인다.

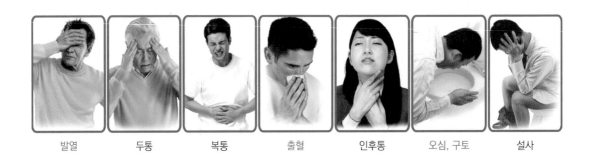

발열　　　두통　　　복통　　　출혈　　　인후통　　　오심, 구토　　　설사

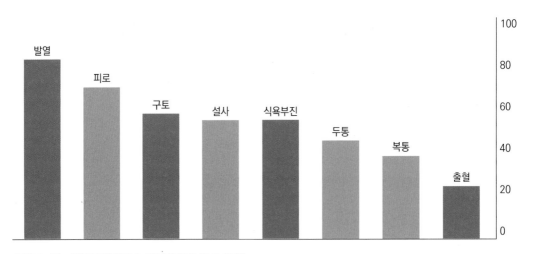

그림 2-19. 에볼라바이러스 감염환자의 주요 증상

5. 진단 및 검사

대개 급성 에볼라 바이러스 감염증 환자들의 혈액에는 에볼라 바이러스가 높은 역가로 존재한다. 효소결합면역흡착측정법(ELISA)으로 바이러스 항원을 검출하는 것은 민감하면서도 확실한 진단 방법이다. 바이러스를 배양하여 직접 검출하거나, RT-PCR(핵산중합효소반응)바이러스를 확인하는 방법도 효과적인 검사 방법들이다. 회복하는 환자들에서는 에볼라 바이러스에 대한 IgM이나 IgG 항체를 합성하므로 이를 ELISA법이나 형광항체법으로 확인하는것도 가능하다.

에볼라바이러스병의 진단은 다음과 같은 환자 사례 정의를 통해 알 수 있다.

1) 의심환자(Suspected case)

에볼라바이러스병이 의심되나 진단을 위한 검사기준에 부합하는 검사결과가 없는 사람으로 다음과 같은 역학적 위험요인과 임상적 특징이 동시에 있는 경우에 의심환자로 분류한다.

1. 역학적 위험요인(증상 시작 21일 이내에)

- 에볼라바이러스병 위험지역 ❶을 방문하여 위험요인 ❷에 노출된 경우
- 에볼라바이러스병 확진 / 의심환자의 유증상기에 접촉한 경우
- 에볼라바이러스병 위험지역 방문도중 숙주(과일박쥐, 원숭이, 침팬지, 영양 등)로 알려진 동물을 접촉한 경우

2. 임상적 특성

- 발열(38℃ 이상)과 에볼라바이러스병 임상증상 ❸이 있는 경우
- 원인미상의 출혈이 있는 경우 (또는), 갑작스럽게 원인 미상으로 사망한 경우

---

❶ **위험지역** : 에볼라바이러스병 위험지역은 세계보건기구(WHO)와 질병관리본부의 위험분석(Risk Assessment) 결과에 따라 국가 단위 또는 국가 내 지역단위로 설정. 해당 국가의 감시 시 진단·대응 체계가 구축된 경우는 국가 내 지역단위로 설정, 대응체계가 불확실한 경우는 국가단위로 설정할 수 있음

❷ **위험요인** : 에볼라바이러스병 유증상자(혹은 유증상자의 혈액이나 체액)와 접촉했거나 위험 지역 내 보건의료업무 종사(자원봉사자 포함), 의료기관 방문(진료, 병문안 등), 장례식장 참석, 숙주동물(과일박쥐, 원숭이, 침팬지, 영양 등)과 접촉한 경우 등

❸ **에볼라바이러스병 임상 증상** : 두통, 복통, 구토, 설사, 근육통, 관절통, 호흡곤란 등

2) 확진 환자(Confirmed case)

에볼라바이러스병에 부합되는 임상증상을 나타내면서 실험실 검사를 통해 에볼라 바이러스 감염이 확인된 환자이다. 진단적 검사로 의심 환자의 혈액검체에서 역전사 중합효소연쇄반응(reverse transcriptase polymerase chain reaction, RT-PCR)검사로 에볼라바이러스의 RNA를 검출하여 진단한다.

6. 치료

바이러스에 대한 특이치료가 존재하지 않고, 쇼크 및 혈량 저하, 출혈경향에 대한 보존적인 치료 밖에 할 수 없다. 수분 및 전해질 보충, 신부전을 동반한 경우 투석을 시행하고 혈압을 조절해주고 체내 산소를 적정하게 유지시켜 준다.

7. 예방

에볼라바이러스 역시 일반적인 감염병 예방 수칙을 지키는 것이 중요하다. 개인위생을 준수하고, 오염된 손으로 눈, 코, 입 등의 점막 부위 접촉을 자제해야 하며, 환자를 접촉하는 보건 인력은 상황(치료, 간호, 이송, 사체 처리)에 적절한 개인보호 장구를 반드시 착용해야 한다. 에볼라바이러스 유행지역의 여행을 자제하는 것이 좋으며 아프리카나 유행지역의 박쥐나 영장류와 접촉을 금지하고 이들의 야생고기를 다루거나 먹지 않아야 한다.

에볼라바이러스병 (의심) 환자나 물건등과의 접촉을 금지하며 감염 의심 시 즉시 병원을 방문하여 정확한 진단 및 격리 치료가 필요하다.

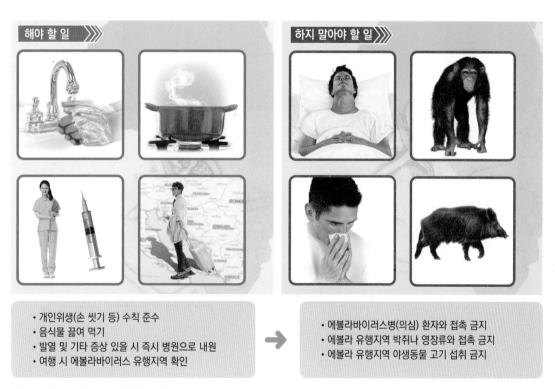

해야 할 일
- 개인위생(손 씻기 등) 수칙 준수
- 음식물 끓여 먹기
- 발열 및 기타 증상 있을 시 즉시 병원으로 내원
- 여행 시 에볼라바이러스 유행지역 확인

하지 말아야 할 일
- 에볼라바이러스병(의심) 환자와 접촉 금지
- 에볼라 유행지역 박쥐나 영장류와 접촉 금지
- 에볼라 유행지역 야생동물 고기 섭취 금지

그림 2-20. **에볼라바이러스병의 예방**

4 MERS

16,752명 격리, 186명 확진, 38명 사망

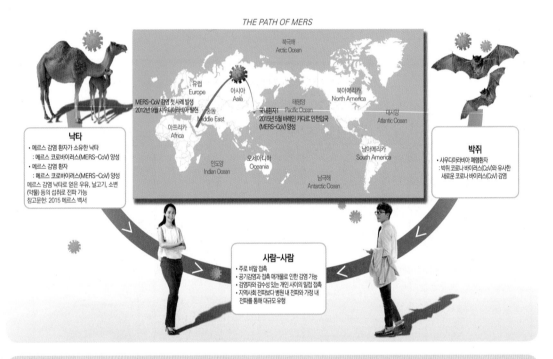

THE PATH OF MERS

낙타
• 메르스 감염 환자가 소유한 낙타
  : 메르스 코로나바이러스(MERS-CoV) 양성
• 메르스 감염 환자
  : 메르스 코로나바이러스(MERS-CoV) 양성
메르스 감염 낙타로 얻은 우유, 날고기, 소변
(약물) 등의 섭취로 전파 가능
참고문헌: 2015 메르스 백서

박쥐
• 사우디아라비아 폐렴환자
  : 박쥐 코로나 바이러스(CoV)와 유사한
  새로운 코로나 바이러스(CoV) 감염

MERS-CoV 감염 첫 사례 발생
2012년 9월 사우디아라비아 발현

국내환자1
2015년 5월 바레인 카타르 인천입국
(MERS-CoV) 양성

사람-사람
• 주로 비말 접촉
• 공기감염과 접촉 매개물로 인한 감염 가능
• 감염자와 감수성 있는 개인 사이의 밀접 접촉
• 지역사회 전파보다 병원 내 전파와 가정 내
  전파를 통해 대규모 유행

2015년 5월, A 병원에서 시작된 메르스는 한두 달 사이에 전국의 84개 병원으로 전파되었다. 그 사이 16,752명 격리되었고 186명의 환자가 확진자 판정을 받았다. 확진된 환자 중 38명이 사망하는 대참사를 일으켜 국민들은 정부의 대응 문제에 대하여 큰 비난을 하였다.

세계보건기구(WHO)와 뉴욕타임스는 국내 메르스 확산의 한 원인으로 한국인의 병원 쇼핑을 지적하였다. 최근 경제협력개발기구(OECD)가 발표한 '건강 통계 2017'를 살펴본 결과, 국내 한 환자가 의사에게 외래진료를 받는 횟수는 16회이다. OECD 국가 평균 7회보다 2배 많은 숫자이다. 메르스 유행 기간 동안 확진 판정을 받지 않은 환자들이 병원의 응급실을 이 병원, 저 병원을 방문하면서 병원 내 환자와 의료 인력을 감염시키는 결과를 초래한 것이다. 그뿐만 아니라 국내 병간호 문화가 메르스 사태를 증폭시키는 역할을 하였다.

결국, 응급실 보호자 출입 제한에 대한 법 조항 신설되는 계기가 되었다.

응급의료에 관한 법률 제31조의 5(응급실 출입 제한)

응급환자의 신속한 진료와 응급실 감염 예방 등을 위하여 응급실 환자, 응급의료종사자, 응급실 환자의 보호자로서 진료의 보조에 필요한 사람 외에는 응급실에 출입하여서는 아니 된다. [본조신설 2016.12.2]

1. 정의

메르스(MERS)는 호흡기 감염증으로 MERS란 용어는 중동호흡기증후군을 뜻하는 Middle East Respiratory Syndrome Coronavirus 를 줄인 용어이다. 메르스를 일으키는 병원체는 메르스 코로나바이러스 (MERS-CoV)이다. 이 병원체는 감기 증후군을 일으키는 코로나바이러스(CoV)와 유사하지만 새롭게 발견된 원인균으로 2013년 5월 국제바이러스 분류 위원회(ICTV, International Committee on Taxonomy of Viruses)에서 중동지역에서 유행하는 호흡기 감염증이란 내용을 담아 메르스 코로나 바이러스(MERS-CoV)라 정의하였다.

메르스바이러스 미리보기

Q1 > 메르스 바이러스병은 사람에게 어떻게 전파됩니까?

- 메르스 바이러스병은 호흡기 분비물을 통하여 전파된다. 특히, 가족 간 전파와 병원 내 환경과 같이 가까운 공간 내에 생활할 경우 밀접접촉을 통해 전파되는 사례가 많다.

Q2 > 메르스 바이러스병의 잠복기는 어느 정도입니까?

- 잠복기는 평균 5~7일을 보인다.

Q3 > 메르스 바이러스병의 주요 증상은 무엇입니까?

- 호흡기에 증상을 주로 나타내며 발열, 기침, 호흡곤란, 두통, 오한, 인후통, 콧물 등을 보인다.

Q4 > 메르스 바이러스병의 감염을 예방하려면 어떻게 하나요?

- 손 씻기 등 개인위생을 철저하게 준수하고 중동지역에 여행 시 낙타고기, 생낙타유 등을 섭취하지 않도록 한다.

2. 역사 및 감염현황

1) 국외 메르스

2012년 6월 사우디아라비아에서 심한 폐렴에 걸렸던 한 남성의 가래에서 메르스 코로나 바이러스가 발견되었다. 초기에 발견된 바이러스는 박쥐 코로나 바이러스인 줄 알았으나, 비슷한 형태의 새로운 바이러스였다. 이후 2012년 9월 국제 전염병 소식지에 처음으로 메르스 코로나 바이러스(MERS-CoV)가 발표되었다.

2012년 9월부터 2017년 5월 31일까지 13개국에서 1,980명이 감염되었으며 699명이 사망하였다. 감염 환자의 92.3%(1,827명)는 중동지역으로 사우디아라비아, 아랍에미리트, 카타르, 요르단, 쿠웨이트 등에서 발생하였다. 발생 환자의 대부분은 중동지역을 방문하였거나, 방문한 환자와 접촉이 있었다.

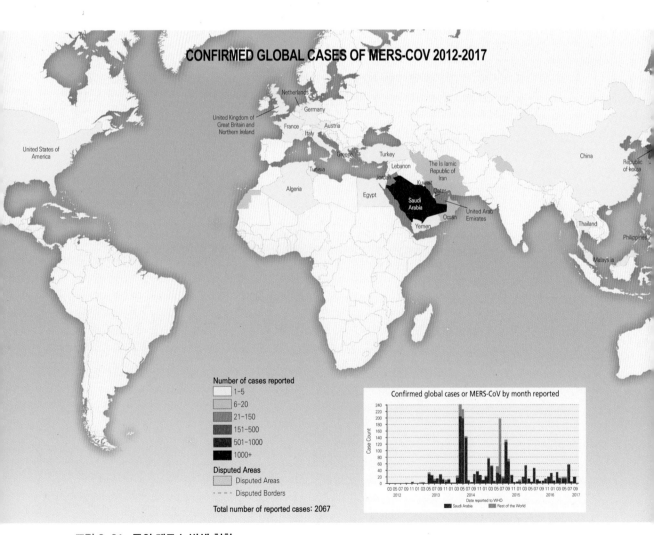

그림 2-21. 국외 메르스 발생 현황

표 2-9. 국내외 메르스 확진자 현황[2012-2017.7.21]

국가	메르스 확진자
대한민국(Republic of Korea)	185
알제리(Algeria)	2
오스트리아(Austria)	2
바레인(Bahrain)	1
중국(China)	1
이집트(Egypt)	1
프랑스(France)	2
독일(Germany)	3
그리스(Greece)	1
이란(Iran)	6
이탈리아(Italy)	1
요르단(Jordan)	28
쿠웨이트(Kuwait)	4
레바논(Lebanon)	2
말레이시아(Malaysia)	1
네덜란드(Netherlands)	2
오만(Oman)	8
필리핀(Philippines)	2
카타르(Qatar	19
사우디아라비아(Saudi Arabia)	1,672
태국(Thailand)	3
튀니지(Tunisia)	3
터키(Turkey)	1
영국(United Kingdom)	4
아랍에미리트(United Arab Emirates)	83
미국(United States of America)	2
예멘(Yemen)	1
전체	**2,040**

2) 국내 메르스

2015년 5월 20일 국내 메르스 환자가 처음 발생한 이후 메르스가 종식되기까지 190일이 걸렸다. 그 기간 186명의 감염자를 발생시켰고 38명의 사망자를 발생시켰다.

국내 메르스 전파는 1번 환자가 의원, 병원, 종합병원을 거치면서 2차 감염을 발생시켰고 이후 2차 감염된 환자에서 의원과 병원을 거치면서 3차 감염이 발생하였다.

186명이 확진되고 감염자 중 38명이 사망함으로써 국내 치사율은 20.4%로 종결되었다.

국내 메르스 코로나 바이러스 전파경로를 파악해보면 주로 가정 내와 병원 환경에서 사람 간 전파가 가장 흔한 형태로 나타났다.

표 2-10. 국내 감염사례와 유행경과

날짜	주요내용	감염
2015.5.4	1번 환자 바레인과 카타르를 거쳐 인천공항 입국	
2015.5.12~14	1번 환자 A의원 외래 진료	1번 환자를 통한 2차 감염 발생
2015.5.15~17	1번 환자 B병원 입원	1번 환자를 통한 2차 감염 발생 (B병원에서 6번, 14번, 15번, 16번, 52번 환자 감염)
2015.5.17	1번 환자 C의원 진료	1번 환자를 통한 2차 감염 발생
2015.5.18~20	1번 환자 D병원 입원	
2015.5.20	1번 환자 국내 최초 메르스 확진	
2015.6.1	격리대상자 682명으로 급증	6, 14, 15, 16, 52번 환자를 통한 3차 감염 발생
2015.6.25	확진환자 180여명으로 증가	
2015.6.29	메르스 환자 격리해제	
2015.7.21	마지막 186번 환자 완치 판정	
2015.11.25	마지막 메르스 감염자 80번 환자 사망	186명 확진, 38명 사망

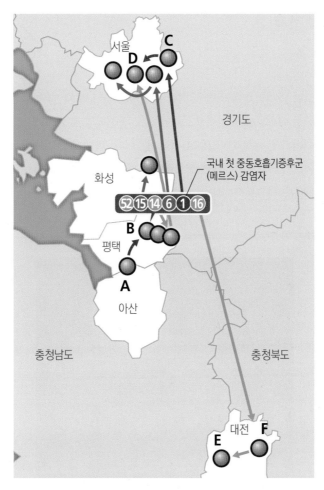

그림 2-22. 국내 메르스 전파 지도

표 2-11. 국내와 사우디아라비아의 메르스 발생 특성 비교

구분		대한민국	사우디아라비아	
유행기간		2015년	2012년~2015년	2016년
잠복기		6.83일	5.2일	–
확진환자		186명	939명	243명
성별	남	111명(59.7%)	624(66.5%)	177명(72.8%)
	여	75명(40.3%	315(33.5%)	66명(27.2%)
연령(65세 이상)		55명(29.6%)	312(33.2%)	74명(30.5%)
치명률		20.4%(38명/186명)	46.0%(425명/924명)	35.4%(88명/243명)

2017 메르스 대응지침[5판], 보건복지부 질병관리본부 2017.7

3. 원인 및 감염경로

1) 원인

메르스는 메르스 코로나 바이러스에 의한 감염증이다. 메르스 코로나 바이러스는 2012년 중증의 폐렴과 신부전으로 사망한 중동지역의 60대 남성으로부터 최초 발견되었다. 메르스 코로나바이러스는 코로나 바이러스 과에 속하는 외피가 있는 단가닥 RNA 바이러스이다. 바이러스 외피에서 뻗어나온 단백질(페플로머, peplomer)은 스파이크 형태로 숙주세포에 흡착하여 침입한다. 코로나 바이러스라는 용어는 태양의 코로나처럼 보인다고 해서 붙여진 용어이다.

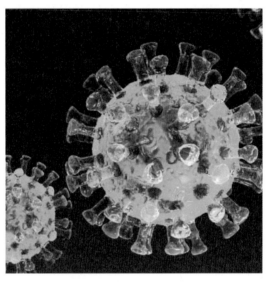

그림 2-23. 메르스 바이러스

2) 감염경로

(1) 동물-사람 감염

명확한 감염경로는 밝혀지지 않았다. 메르스 코로나 바이러스의 동물과 인체 감염은 메르스에 감염된 낙타로부터 얻은 우유, 낙타고기, 날고기 등의 섭취로 사람에게 전파될 수 있다. 메르스 코로나 바이러스에 감염된 환자와 감염된 환자가 소유한 낙타에서 검출한 메르스 코로나 바이러스의 염기서열이 일치하는 것으로 나타났다.

(2) 사람-사람 감염

메르스 코로나 바이러스의 사람 간 전파는 호흡기 감염증인 다른 코로나 바이러스와 같이 호흡기 분비물을 통해 전파되는 것으로 알려져 있다. 명확한 감염경로는 밝혀지지 않았지만, 가족 간 전파와 병원 환경과 같이 밀접접촉에 의한 전파가 보고되고 있다.

국내 186명의 확진자 중 44.1%는 병원에서 메르스 코로나 바이러스에 노출되어 감염되었으며, 32.8%는 환자를 병간호한 사람, 13.4%는 의료인이 감염되었다.

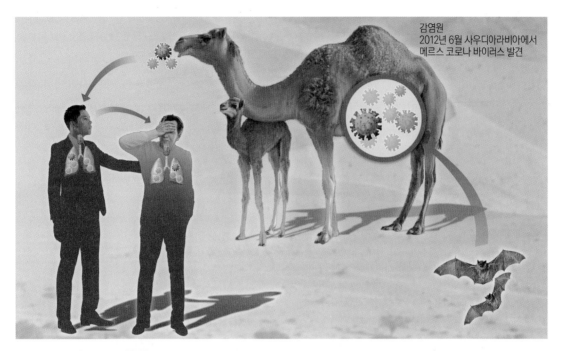

감염원
2012년 6월 사우디아라비아에서
메르스 코로나 바이러스 발견

그림 2-24. 메르스 감염경로

표 2-12. 2015년 메르스 환자에서 확진환자의 분포

메르스 확진환자 분포	명(%)
환자	82(44.1%)
간병인	61(32.8%)
의료인	25(13.4%)
기타	18(9.7%)

4. 증상

메르스 코로나 바이러스에 노출되고 난 후 증상이 발생하기까지 잠복기가 2~14일 정도로 추정한다. 평균 5~7일을 거쳐 증상이 나타난다. 초기에는 주로 발열을 보이나, 5일 정도 후에는 호흡기계 증상을 보인다.

임상 증상으로는 호흡기계 증상을 주로 보이며 발열, 기침, 호흡곤란, 두통, 오한, 인후통, 콧물, 근육통, 식욕부진, 오심, 구토, 복통, 설사 등을 나타낼 수 있다. 대부분 환자가 상부 기도뿐만 아니라 중증 급성 하부기도 질환(폐렴)을 보이나, 일부 환자에서 경한 급성 상부 기도 질환을 나타내거나 증상이 없는 경우도 있다. 당뇨, 신부전, 만성 폐질환, 면역결핍 질환 등과 같이 기저질환을 가진 사람에서 감염률이 높으며 예후가 좋지 않다. 폐를 침범하여 환자가 호흡곤란이 심하면 기계 호흡기 치료를 해야 하며 ECMO(extracorporeal membrane oxygenation)나 혈액투석이 필요하기도 하다. 합병증으로는 호흡부전, 패혈성 쇼크, 다발성 장기 부전 등이 나타난다.

일반적 검사소견에서 백혈구감소증, 림프구감소증, 혈소판감소증, LDH 상승을 나타낸다. 감염된 환자에서 치명률은 20~46%로 보고되고 있다.

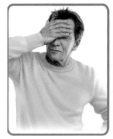 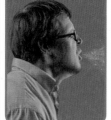 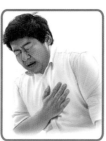 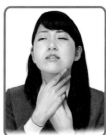 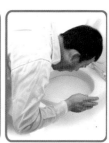

| 발열 | 기침 | 호흡곤란 | 인후통 | 구토/설사 |

그림 2-25. **감염증상**

표 2-13. 2015년 메르스 환자의 임상 증상 및 기저질환

구 분		명(%)
감염증상	발열/오한	138(74.2%))
	근육통	47(25.3%)
	기침	33(17.7%)
	두통	16(8.6%)
	가래	14(7.5%)
	호흡곤란	10(5.4%)
	인후염	8(4.3%)
	소화기 증상	24(12.9%)
기저질환	호흡기 질환 및 기타 질환	102(54.8%)
	당뇨	52(28.0%)
	악성종양	43(23.1%)
	심장질환	42(22.6%)
	호흡기질환	23(12.4%)
	만성신장질환	9(4.8%)
감염장소	의료기관	178(96.2%)
	가정	2(1.1%)
	구급차	3(1.6%)
	미상	2(1.1%)

5. 진단 및 검사

실험실 Real-time RT-PCR/RT-PCR을 통해 메르스 코로나 바이러스 감염을 확인한다. 최소 2개 특이 유전자 양성 또는 1개 특이 유전자 양성 및 다른 부위의 염기서열 확인한다.

국내 메르스 최초 의심환자(68세, 남성)의 검체는 2015년 5월 19일 호흡기 검체로 의뢰되었다. 해당 검체를 실시간 유전자 검사법(real-time RT-PCR)으로 3회 수행하였고 upE, ORF1a 유전자가 검출되어 5월 20일 메르스 환자의 국내 유입을 발표하였다.

표 2-14. 메르스 확진 환자 기준

확진 환자
실험실 진단검사를 통해 메르스 코로나바이러스 감염이 확인된 자 Real-time PCR (upE, ORF1a 유전자)
의심 환자
1. 발열이 동반된 호흡기 증상(기침, 호흡곤란 등) 또는 폐렴(임상적 또는 방사선학적 진단)이 있으면서 　- 증상이 나 타나기 전 14일 이내에 중동지역을 방문한 자 또는 　- 중동지역을 방문한 후 14일 이내에 발열과 급성호흡기 증상이 발생한 자와 밀접하게 접촉한 자 2. 발열 또는 호흡기 증상(기침, 호흡곤란 등)이 있고, 14일 이내에 메르스 확진 환자가 증상이 있는 동안 밀접하게 접촉한 자 3. 발열이 동반된 호흡기 증상 또는 폐렴이 있으면서 증상 14일 이내에 메르스가 유행한 의료기관에 직원, 환자, 방문자로 있었던 자

6. 치료

현재까지 메르스 치료를 위한 항바이러스제가 개발되지 않았다.

증상에 따른 대증적인 치료와 기저질환 치료를 시행하며 중증인 경우 인공호흡기, 체외막 산소화 장치 (ECMO , Extracorporeal Membrane Oxygenation), 투석 등을 이용한다.

7. 예방

메르스는 예방 백신이 없으므로 손 씻기 등 개인위생 수칙 준수해야 한다. 비누로 충분히 손을 씻고 비누가 없으면 알코올손소독제로 손 소독을 하도록 한다.

표 2-15. **예방수칙**

중동지역 여행 시 예방수칙
- 여행 중 농장방문 자제 및 동물과 접촉하지 않기 - 익히지 않은 낙타고기, 생낙타유(camel milk) 섭취하지 않기 - 사람이 붐비는 장소 방문 가급적 자제(부득이한 경우 마스크 착용) - 발열이나 호흡기 증상이 있는 사람과의 접촉 피하기 - 귀국 후 14일 이내 발열, 호흡기증상이 있을 경우 의료기관을 방문하지 말고 1339 또는 보건소로 먼저 신고하여 안내받기

의료인 감염예방 수칙	환자이송자 등 감염예방 수칙
• 환자 진료 전·후 손위생(손씻기 또는 손소독) 시행 • 환자 진료 시 N95 동급의 호흡마스크, 고글(또는 안면보호대) 및 일회용 가운 착용 • 체온계, 청진기 등 환자 진료기구는 매회 사용 후 소독 • 병실에서 발생한 의료폐기물은 병원 내 감염관리 수칙에 따라 처리 • 메르스 환자 입원치료는 음압병상에서 치료 관리	• N95 동급의 호흡마스크, 장갑 및 고글(또는 안면보호대)를 착용하며, 필요시 전신보호복(덧신 포함) 착용 • 환자에게 마스크를 착용하도록 조치

5 모기매개 감염질환
소두증을 유발하는 모기

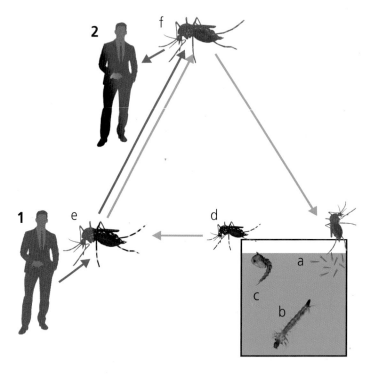

모기로 매개하는 바이러스 쇼크

2015년 5월 브라질에서 지카 바이러스가 확산된 후 머리 둘레가 작은 아기 출산이 늘었다. 모체의 지카 바이러스 감염이 태아의 소두증 발생에 연관이 있을 수 있다는 것을 제기한 것이다.

논란이 된 이후, 2016년 5월 동물실험을 통해 지카 바이러스가 소두증을 일으킨다는 사실을 과학적 연구로 밝혀냈다. 실험용 쥐들에게 바이러스를 감염시킨 결과, 지카 바이러스가 태반을 통해 태아의 자궁 안 성장 장애를 일으키고 태어난 새끼 쥐는 소두증을 나타낸 것이다. 모체를 감염시킨 지카 바이러스가 태아의 대뇌피질 형성을 방해하고 자궁 내에서 성장을 지연시켜 태어나서도 새끼가 잘 자라지 못하는 현상을 보여주었다.

특히, 지카 바이러스는 감염이 되더라도 불현성 감염 증상을 보이는 것이 80% 정도이다. 임신 중에 지카 바이러스 감염 위험 국가에 다녀온 경우, 발열, 발진, 관절염 등과 같은 지카 바이러스 의심 증상이 있으면 의료기관에 방문하여야 하며 방문 시 방문한 국가에 대하여 꼭 알려야 한다.

1. 정의

모기매개 감염병은 원충 및 바이러스에 감염된 모기가 사람의 피부를 물어 감염시킨다. 모기는 일차적인 손상과 이차적인 손상을 일으키는데 일차적인 손상은 모기 주둥이가 피부를 뚫고 들어가 피부에 물리적인 손상을 일으키는 외상과 흡혈할 때 항응혈 물질을 방출하면서 발진, 가려움, 통증을 일으키는 알레르기 반응이 있다. 이차적인 손상으로는 감염된 모기에 의해 병원체가 인체 내 주입되어 전염병이 발생하거나, 인체 내에서 발육과 증식을 일으킨다.

모기매개 감염병 중 말라리아와 일본뇌염을 제외한 나머지는 해외에서 유입된 사례만 국내 감염으로 보고되고 있다. 일반적으로 모기매개 감염병은 온대부터 열대지역으로 원인 모기가 생존할 수 있는 환경을 지닌 아프리카, 중남미의 개발도상국, 아시아 지역에서 주로 발생하나, 최근에는 기후조건의 변화로 매개모기의 서식 기간이 늘고 해외여행 등을 통해 국내에서 감염이 되는 사례가 많다.

모기매개 감염병 미리보기

Q1 > 모기매개 감염병은 사람에게 어떻게 전파됩니까?

– 일상적인 접촉으로는 감염되지 않으며 바이러스 또는 원충에 감염된 모기에 물려 사람에게 전파된다. 드물게 수혈, 주사기 공동사용 등에 의해서 감염될 수 있다.

Q2 > 모기매개 감염병의 잠복기는 어느 정도입니까?

– 보통 잠복기는 2~14일이다.

Q3 > 모기매개 감염병의 주요 증상은 무엇입니까?

– 감염될 경우 주요 증상은 발열, 두통, 구역 등이 나타날 수 있다.

Q4 > 모기매개 감염병의 감염을 예방하려면 어떻게 하나요?

– 해외여행을 통해 감염될 수 있는 모기매개 감염병은 말라리아, 일본뇌염, 지카바이러스, 뎅기열, 황열 등이 있다. 따라서 모기매개 감염병 유행지역에 여행할 경우 사전 예방접종과 예방약을 확인하고 준비해야 한다. 모기에게 물리는 것을 차단하는 것이 가장 중요한 예방법으로 방충망, 모기장, 모기기피제를 사용한다. 향이 진한 향수나 화장품, 밝은 색상의 옷은 피하고 외출 시 긴소매와 긴바지를 입도록 한다.

>>> 주요 매개 모기의 종류

모기는 3개 아과로 분류되는데 학질모기아과(anophelinae), 보통모기아과(culicinae), 왕모기아과로 분류된다. 이 중 왕모기아과(toxorhynchitinae 또는 megarhininae)는 대형모기(12~19mm)로 주둥이가 가늘고 굴곡되어 있어 흡혈이 불가능하다.

국내에 전파되는 모기매개 감염병은 말라리아를 일으키는 학질모기아과의 중국얼룩날개모기(anopheles sinensis), 일본뇌염을 일으키는 보통모기아과의 작은빨간집모기(culex tritaeniorhynchus), 지카바이러스를 전파시키는 보통모기아과의 흰줄숲모기(aedes albopictus)가 서식하고 있다.

지카바이러스는 보통모기아과의 이집트숲모기가 주된 매개체이나 국내에는 서식하지 않는다. 하지만 국내에 서식하는 흰줄숲모기에 의하여 지카바이러스가 전파가능하다.

표 2-16. 감염병과 모기의 종류

감염병	말라리아	일본뇌염	지카바이러스
사진			
모기 종류	학질모기아과 : 얼룩날개 모기	보통모기아과 : 작은빨간집모기	보통모기아과 : 흰줄숲모기
특징	모기는 전체적으로 검은색을 띠고 날개에 흰 반점과 검은 반점이 섞여 있음	모기는 전체적으로 암갈색을 띠고 주둥이의 중앙에 넓은 백색 띠가 있는 4.5 mm의 소형 모기	모기는 전체적으로 검은색을 띠고 가슴에 흰색 줄무늬와 다리에 흰색 띠가 있는 4.5 mm의 소형 모기

2. 감염현황

1) 국내 모기매개 감염병 현황

모기매개 감염병 감염현황을 살펴보면 연평균 2,259명으로 나타났으며, 진료 인원이 가장 많은 시기는 모기의 활동시기와 관련 있는 7월로 월평균 500명 정도가 진료를 받았다. 국내에서 발생하는 대표적인 모기매개 감염병은 말라리아와 일본뇌염이다. 뎅기열, 지카바이러스 등은 숲모기에 의해서 감염되는 질병으로 국내에서 토착 감염되는 사례는 없다. 하지만, 최근에는 전 세계적인 지구 온난화로 인하여 모기 매개체의 생태계 변화와 국외 여행자의 증가로 국내에서 발견하기 어려운 해외유입 모기매개 감염증이 증가하고 있다.

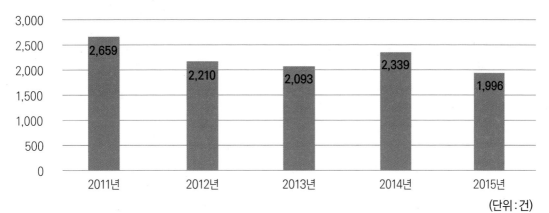

(단위 : 건)

그림 2-26. **국내 모기매개 감염병 발생현황**

표 2-17. **모기매개 감염병 월별 진료인원(2011년 1월 ~ 2015년 12월)**   (단위 : 건)

	1월	2월	3월	4월	5월	6월	7월	8월	9월	10월	11월	12월
2011년	195	129	106	133	185	394	560	462	243	196	180	232
2012년	187	83	90	96	154	278	489	352	204	185	134	156
2013년	163	107	89	97	144	237	422	400	228	200	149	183
2014년	156	115	88	97	168	331	485	412	246	170	118	154
2015년	120	110	103	119	166	260	512	324	242	162	130	130

2) 병원체별 진료현황

국내 발생한 모기매개 감염병은 말라리아가 연평균 2,090건으로 가장 많았으며, 전형적인 열을 보이는 뎅기열이 188건으로 나타났다. 모기매개 바이러스 뇌염은 2011년 이후 점차 증가 추세를 보이며 2015년 59건으로 나타났다.

표 2-18. **모기매개 병원체별 진료현황** (단위:건)

구분	2011년	2012년	2013년	2014년	2015년
황열	4	6		4	1
뎅기열	123	157	265	204	193
뎅기출혈열	8	10	11	14	15
말라리아	2,570	2,076	1,835	2,150	1,820
모기매개 바이러스 뇌염	30	38	30	41	59
기타 모기 매개 바이러스열	15	14	22	16	13

3. 원인 및 전파경로

모기매개 감염병은 바이러스에 감염된 모기에 물려서 감염되는 것으로 공기를 통해서 전파되지는 않는다. 간혹 수혈, 성적접촉, 감염된 임산부에 의해 수직감염으로 태아가 감염될 수 있다. 모기매개 감염병은 특정 바이러스에 감염된 모기에 의하여 감염된다.

표 2-19. **감염병의 원인 및 전파경로**

구분	병원체	병원소	매개체
말라리아	열원충에 속하는 원충(기생충) – 3일열 원충(Plasmodium vivax) – 난형열 원충(Plasmodium ovale) – 4일열 원충 (Plasmodium malariae) – 열대열 원충 (Plasmodium falciparum)	모기 사람 및 영장류	얼룩날개 모기
일본뇌염	일본뇌염바이러스 (Japanese encephalitis virus)	모기 사람 및 영장류	작은 빨간집 모기
지카바이러스	지카바이러스(Zika Virus)	모기 사람 및 영장류	이집트숲모기 흰줄숲모기

▌ **전파경로**

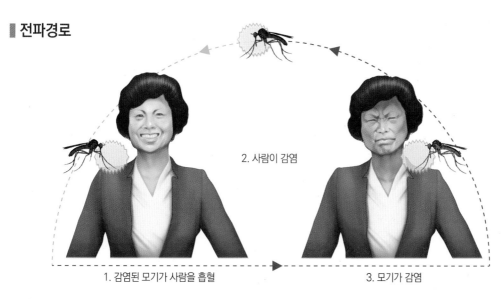

2. 사람이 감염

1. 감염된 모기가 사람을 흡혈

3. 모기가 감염

그림 2-27. **전파경로**

4. 증상

모기매개 감염병의 증상과 징후는 주로 발열을 동반한 권태감을 보일 수 있으며 두통, 구역 등이 모기매개 감염병의 일반적인 증상으로 나타난다. 모기매개 감염병의 감염체에 따라 특징적인 증상과 징후를 보인다.

5. 진단 및 검사

병력을 청취하여 위험지역에 거주하거나 모기매개 위험지역으로 여행 경력이 있는 경우 의심한다. 환자의 증상과 징후가 일치하며 원인 병원체 실험실 판단기준이 검출된 경우 원인 병원체에 감염된 것으로 판단한다.

표 2-20. **모기매개 감염질환의 임상증상 및 진단기준**

감염증	잠복기	임상증상	진단 기준
말라리아	- 단기잠복기 (평균 14일) - 장기잠복기 (6~12개월)	권태감, 오한, 발열과 발한 후 해열이 반복 두통, 구역, 설사	1) 혈액 도말검사로 혈액을 도말하여 건조시킨 후 적혈구는 용혈시키고 원충과 백혈구만 현미경으로 검사하여 말라리아 원충 확인 2) 효소면역측정법(ELISA , Enzyme Linked Immunoassay)은 말라리아 원충의 단백질 항원을 검사 3) 중합효소연쇄반응(PCR , Polymerase Chain Reaction)으로 말라리아 원충의 유전자를 확인
일본뇌염	평균 4~14일	발열, 두통, 현기증, 뇌수막염, 혼란	1) 효소면역측정법(ELISA , Enzyme Linked Immunoassay)으로 일본뇌염 바이러스 특이 IgM 항체 확인 2) 역전사효소-중합효소연쇄반응(RT-PCR , Reverse Transcriptase-Polymerase Chain Reaction)를 시행하여 일본뇌염 바이러스 유전자 검출
지카 바이러스	평균 2~14일	반점 구진성 발진, 발열, 근육통, 관절통, 두통	1) 검체(급성기 혈액)에서 지카 바이러스 분리 2) PRNT법을 이용하여 바이러스 특이 항체 검출 3) 검체(혈액, 소변)에서 바이러스 특이 유전자 검출

6. 치료

원충으로 발생하는 말라리아는 치료제가 있으나, 다른 모기매개 감염병의 치료제는 아직 없다. 따라서 감염 때문에 나타나는 세균감염, 호흡장애, 출혈 등의 증상에 대하여 증상 완화를 위한 대증적인 치료를 하고 있다.

7. 예방

예방 백신이 있는 일본뇌염을 제외하고는 아직 다른 모기매개 감염병의 백신은 없다. 따라서 가능한 모기에 물리지 않도록 하는 것이 가장 중요하다. 동남아시아, 아프리카, 중동 등 모기 매개 감염병 위험지역에 방문하는 경우 모기에 물리지 않도록 긴 소매, 긴 바지를 입도록 하고 모기 기피제 사용, 방충망 등을 사용하도록 한다. 모기매개 질환은 검역을 통해 해외유입을 차단하기는 어렵다. 해외유입사례를 감시할 수 있도록 보건의료인들의 지속적인 교육과 신속한 대처가 필요하다.

각
모기 매개
감염병 요약

>>> 말라리아 Malaria

정의	열원충(Plasmodium) 속 원충에 감염되어 발생하는 급성 열성질환	질병분류	제3군 감염병

병원체

- 열원충(Plasmodium)에 속하는 원충(기생충)에 감염되어 발생
- 말라리아 원충에는 총 5종(삼일열, 열대열, 사일열, 난형열, 원숭이열)이 존재
- 우리나라의 경우 삼일열 원충 감염만 발생

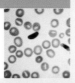

병원소

사람 및 모기

전파경로 / 기간

경로 : 사람-모기-사람
말라리아 원충에 감염된 매개모기를 통해 전파, 드물게 수혈, 주사기 공동 사용 등에 의하여 감염

기간 :
5월~10월 사이에 집중 발생

잠복기

삼일열 말라리아
- 단기 잠복기(12~18일)
- 장기 잠복기(6~12개월)

증상

- 권태감과 서서히 상승하는 발열이 초기에 수 일간 지속
- 오한, 발열, 발한 후 해열이 반복적으로 나타남
① 오한기(춥고 떨리는 시기) : 춥고 떨린 후 체온이 상승
② 고열기 : 체온이 39 ~ 41℃까지 상승하며 피부가 건조함(~90분)
③ 하열기(발한기) : 침구나 옷을 적실 정도로 심하게 땀을 흘린 후 체온이 정상으로 떨어짐(4 ~ 6시간)
- 두통이나 구역, 설사 등을 동반할 수 있음

진단

- 혈액 도말검사로 말라리아 원충 확인
- 검체(혈액 등)에서 말라리아 유전자 검출

치료

- 혈액 내 원충을 제거하는 약제 투여
① 클로로퀸 : 총 25 mg base/kg 3일에 나누어 경구 투여(임산부, 어린이 투여가능)
② 프리마퀸 : 클로로퀸 투여 후 15 mg base를 14일간 매일 1회 경구 투여(임산부, 수유부, 6개월 미만 영아 금기)

예방

- 환자 및 병력자는 치료종료 후 3년 동안 헌혈 금지
- 모기 기피제, 방충망, 모기장 등을 사용
- 외출 시 긴 소매, 긴 바지를 입어 노출 부위 최소화
- 야외 활동 시 진한 향의 화장품이나 향수 사용 금지
- 야외 활동 후 땀 제거 및 땀이 묻은 옷은 철저히 세탁
- 모기 유충 서식이 가능한 화분 받침대, 유리병, 항아리 등의 고인 물을 버리고 폐타이어 속약제처리 또는 비닐막으로 덮음

>>> 일본뇌염 Japanese encephalitis

정의	일본뇌염 바이러스에 의한 인수공동 감염병으로 감염된 빨간집모기(Culex tritaeniorhynchus)에 물려서 감염되는 질환	질병분류	제4군 감염병

병원체

- 플라비바이러스과에 속하는 일본뇌염 바이러스
  (Japanese encephalitis virus)

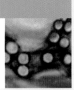

병원소

돼지가 증폭숙주
소, 말, 사람

전파경로

경로 : 돼지-모기-사람
집모기에 속하는 작은빨간집모기에 물려 감염

잠복기

4일~14일

증상

- 급성뇌염, 무균성 수막염, 비특이적인 열성 질환 등으로 발현 가능
- 고열(39~40℃), 두통, 현기증, 구토, 복통, 지각 이상
- 의식장애, 경련, 혼수
- 회복되어도 1/3에서는 신경계 합병증

진단

- 특이 IgM 항체를 검출
- 급성기와 회복기 혈청의 항체가가 급성기에 비하여 4배 이상 증가
- 검체(혈액, 뇌척수액)에서 바이러스 특이 유전자 검출

치료

- 증상에 따른 보전적인 치료

예방

예방접종
①불활성화 백신
- 기초접종: 12개월~23개월(7~30일 간격)에 2회 접종하고, 2차 접종 12개월 후 3차 접종
- 추가접종: 만 6세와 만 12세에 각 1회 시행
- 접종용량 및 방법
  (베로세포 유래 불활성화 백신) 3세 미만에서 0.25 mL, 3세 이상에서 0.5 mL 피하주사
② 약독화 생백신
- 기초접종: 12개월~23개월에 1차 접종하고, 12개월 후 2차 접종
- 접종용량 및 방법: 0.5 mL 피하주사

지카바이러스 ZIKA virus

정의	지카바이러스(Zika virus) 감염에 의해 발생하는 감염 질환	질병분류	제4군 감염병

병원체

- 플라비바이러스과에 속하는 지카바이러스(Zika virus)는 단일가닥(singlestranded) RNA 바이러스
① 1947년 우간다 지카숲에 서식하는 붉은원숭이로부터 바이러스 분리
② 1948년 지카숲에서 바이러스에 감염된 이집트숲모기 발견
③ 1952년 우간다, 탄자니아에서 지카바이러스 감염자 발견

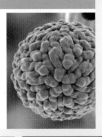

병원소

인간 및 영장류

전파경로 / 기간

경로 : 돼지-모기-사람
숲모기류(Aedes spp.) 모기에 물려 감염
- 이집트 숲모기가 주된 매개체이나 국내에는 서식하지 않음
- 국내에 서식하는 흰줄숲모기(전체모기 중 3%)도 전파 가능

기간 :
발열기 직전과 지속되는 기간 동안 모기에 물리거나 혈액 또는 체액을 통해 감염

잠복기

2일~14일

증상

- 불현성 감염이 80% 발생
- 3~7일 간 반점구진성 발진, 관절통, 근육통, 결막염, 발열, 두통 동반

진단

- 검체(급성기 혈액)에서 바이러스 분리
- 회복기 혈청의 항체가가 급성기에 비하여 4배 이상 증가
- PRNT법을 이용하여 바이러스 특이 항체 검출
- 검체(혈액, 소변)에서 바이러스 특이 유전자 검출

치료

- 증상에 따른 보전적인 치료

예방

- 모기 기피제, 방충망, 모기장 등을 사용
- 외출 시 긴 소매, 긴 바지를 입어 노출 부위 최소화
- 야외 활동 시 진한 향의 화장품이나 향수 사용 금지
- 야외 활동 후 땀 제거 및 땀이 묻은 옷은 철저히 세탁
- 모기 유충 서식이 가능한 화분 받침대, 유리병, 항아리 등의 고인 물을 버리고 폐타이어 속 약제처리 또는 비닐막으로 덮음

6 진드기 매개 감염질환
Tick-borne infectious diseases

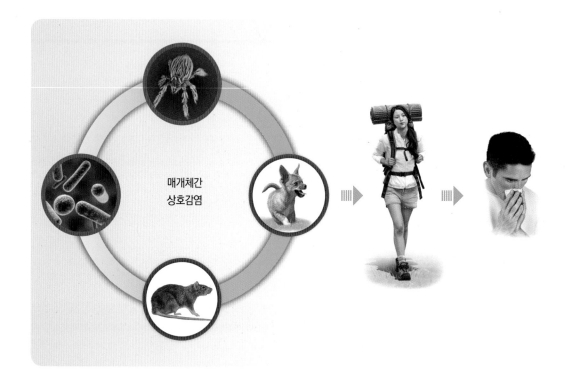

매개체간
상호감염

백신 없는 진드기 매개감염병

최근 제주 지역에서 올해 첫 중증열성혈소판감소증후군(SFTS) 사망자가 발생했다.

점차 따뜻해지는 날씨와 함께 진드기의 활동이 활발해짐에 따라 진드기 매개감염병의 발생이 높아지고 있는 것이다. 진드기에 의해 감염되는 질병으로는 쯔쯔가무시증, 중증열성혈소판감소증후군(SFTS), 라임병이 대표적이다. 지난해 국내에서 발생한 SFTS에 감염된 사람은 169명으로 19명이 사망하였고, 쯔쯔가무시증은 약 8,023명, 라임병은 31명이 감염되는 등 매년 감염자의 수가 증가하고 있다.

지구온난화로 인한 기후변화는 진드기의 활동성을 증가시킬 것으로 예상하고 있으며, 진드기 매개감염병은 예방백신이 없는 만큼 각별한 주의가 필요하고, 예방수칙을 철저히 따르는 것이 매우 중요하다.

1. 정의

진드기 매개감염병이란 서로 다른 감염성 병원체를 가지고 있는 특정 진드기에 의해 인체에 물려 발생한 법정감염병으로 진드기는 거미강(arachnida), 진드기아강(subclass acarina)에 속하는 절지동물로서 전 세계에 약 30,000종이 분포하고 있다.

매년 약 10억 명의 매개체 전파 감염환자가 전 세계적으로 발생하고 있으며, 약 1백만 명 이상이 사망하고 있다.

진드기 매개 감염병 미리보기

Q1 > 우리나라 가을철에 유행하는 진드기 매개감염병은 무엇이 있나요?

- 질병관리본부에서 정하는 진드기 매개 3대 감염병은 털진드기 유충에 물려 발생하는 쯔쯔가무시 증과 참진드기에 물려 발생하는 중증열성혈소판감소증후군(SFTS), 라임병이 있습니다.

Q2 > 진드기 매개 감염병은 왜 가을에 많이 발생하나요?

- 진드기 매개 감염병은 연중 발생하지만, 여름철에 산란한 진드기 알이 초가을부터 본격적으로 부활할 때 동물이나 사람의 체액을 섭취하며 성장하기 때문에 진드기 유충이 활동하는 시기인 가을 (9~11월)에 매개체와의 접촉을 통해 걸릴 확률이 높으며, 특히 쯔쯔가무시증은 가을철 대표적인 진드기 매개 감염병이라 할 수 있습니다.

Q3 > 진드기에 물렸을 때 어떻게 해야 하나요?

- 진드기의 대부분은 인간과 동물에 부착하면 피부에 단단히 고정되어 장시간 흡혈합니다. 무리하게 당기면 진드기의 일부가 피부에 남아있을 수 있으므로 진드기에 물린 것을 확인하였다면 즉시 병원에서 치료를 받도록 해야 합니다. 또한 발열 등 증상이 있는 경우에도 병원에 내원하여 진단 및 치료를 받도록 해야 합니다.

Q4 > 진드기 매개감염병에 한 번 걸리면 재감염되지 않나요?

- 같은 진드기에 감염되면 저항력이 생겨 감염될 확률이 낮아질 수는 있지만 전혀 감염되지 않는 것은 아닙니다. 처음 감염된 진드기와 다른 진드기라면 재감염될 확률은 감염되지 않은 사람과 같습니다. 따라서 한 번 감염되었다고 방심해서는 안 됩니다.

Q5 > 진드기 매개 감염병의 예방법은 무엇인가요?

- 야외작업 및 활동 시 작업복(긴 소매, 긴 바지, 모자, 목수건, 토시, 장갑 등)을 착용해야 하고, 농경지 및 거주지 주변 풀숲 제거, 풀숲에 옷을 벗어 놓지 않고, 휴식 시 돗자리를 사용해야 합니다. 또한 야외작업·활동 후 작업복을 털고, 세탁을 해야 하며, 귀가 즉시 목욕·샤워를 하는 등 예방수칙을 준수해야 합니다.

Q6 > 진드기 매개 감염병의 증상과 치료방법은 무엇인가?

- 대부분 진드기에 물려 감염되는 경우로 진드기(유충)가 보유하고 있는 원인균에 따라 각 증상은 차이가 있지만, 대부분 고열이나 발열, 오한, 구토, 오심, 근육통 등 초기감기와 같은 유사한 증상을 보이며, 예방백신이 없는 만큼 특별히 정해진 치료제가 없어 증상에 따른 내과적 치료가 필요합니다

>>> 주요 매개 진드기의 종류

▶ 털진드기

　털진드기는 동물계(amimal), 절지동물문(arthropoda), 거미강(arachmida), 진드기목(acari), 전기문아목(prostigmata), 털진드기과(trombiculidae)에 속하는 진드기류를 말하며, 국내 서식 털진드기종은 14속 51종에 이른다. 그 중 황순털진드기, 대잎털진드기는 가을철 쯔쯔가무시증의 주요 매개 진드기라 할 수 있다.

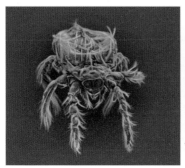 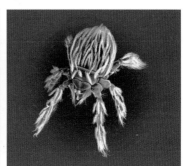

황순털진드기　　　　　　　　　대잎털진드기

그림 2-28. **털진드기 주요 매개종**

▶ 큰진드기

　큰진드기는 동물계(animal), 절지동물문(arthropoda), 거미강(arachnida), 진드기목(acari), 후기문아목(metastigmata)에 속하는 진드기를 말하며, 국내 서식 큰진드기종은 2과 8속 33종에 이른다. 세부적으로 참진드기과(ixodidae, hard tick)와 물렁진드기과(argasidae, soft tick)의 2개과로 분류된다. 그 중 참진드기과의 진드기가 주로 중증열성혈소판감소증후군(SFTS), 라임병(Lyme disease)을 매개하는 것으로 알려졌다.

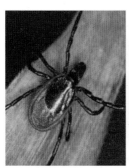 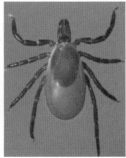 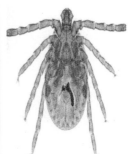

산림참진드기　　　　　일본참진드기　　　　작은소피참진드기

그림 2-29. **참진드기 주요 매개종**

2. 감염현황

　제3군 감염병인 쯔쯔가무시증은 2009년 이후 매년 증가하여 2016년에는 전년대비 16.7% 증가(2013년 10,365명 → 2015년 9,513명 → 2016년 11,105명)하였고, 라임병은 2010년 12월 「감염병 예방 및 관리에 관한 법률」 시행에 따라 제4군 감염병에 추가되어 2011년에 국외에서 체류 중 감염된 외국인 2명이 신고되었다. 2013년에 신고된 11명 중 8명, 2014년에 신고된 13명 중 3명, 2015년에 신고된 9명 중 6명이 국외체류 중 감염된 사례였다. 2016년에는 27명이 신고되어 전년 대비 200% 증가하였고, 그 중 9명이 국외에서 유입된 사례였다. 연령별로는 40대가 10명으로 가장 많았다.

　중증열성혈소판감소증후군은 2013년부터 '신종감염병증후군'으로 감시를 시작해 9월에 제4군 감염병으로 지정되어 2013년 36명, 2014년에는 55명, 2015년 79명의 확진환자가 발생하였다. 2016년에는 총 165명(확진환자 162명, 의사환자 3명) 발생하여 전년 대비 108.9% 증가하였고, 9월~10월에 96건(58.2%)으로 가장 많이 신고되었다.

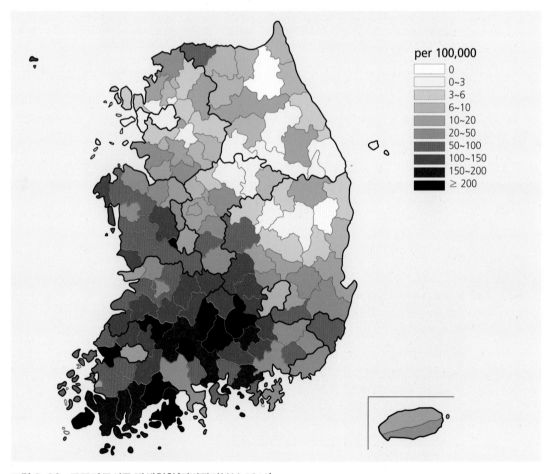

그림 2-30. **쯔쯔가무시증 발생현황(질병관리본부 2016)**

지역별로는 강원 29명, 경기 28명, 경북 25명, 서울 16명, 경남 15명 순이었으며, 연령별로는 50대 이상이 150명으로 전체의 90.9%를 차지하였다. 성별로는 남자가 86명, 여자가 79명으로 비슷하였고, 신고된 165명 중 19명(치명률 11.5%)이 사망한 것으로 보고된다.

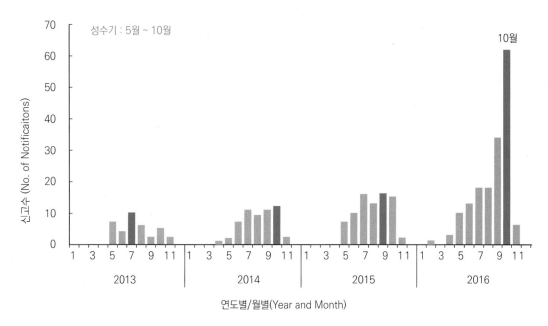

그림 2-31. SFTS 발생현황(질병관리본부 2016)

3. 원인 및 전파경로

1) 원인

진드기 매개감염병은 진드기 매개종의 원인균에 따라 구분되며, 매개체 전파 감염병은 기후변화에 따른 매개체 서식환경의 변화, 도시화로 인한 토지이용의 변화, 사회기반시설의 변화, 무역, 해외여행의 증가 등 환경적 요인뿐만 아니라 사회경제적 측면의 다양한 영향으로 감염병의 증가와 빠른 확산에 큰 영향을 끼치고 있다.

이처럼 진드기 서식지의 변화로 발생지역이 점차 확대되고 있으며, 국내 발생 질환 외에 해외 발생 질환에 대한 현황 및 역학적 변화에도 지속적인 관심이 필요하다.

표 2-21. 원인별 진드기 매개감염병

	병원체	병원소	매개체
쯔쯔가무시증 (Scrub Typhus)	쯔쯔가무시균 (orientia tsutsugamushi)	털진드기 유충	황순털진드기 대잎털진드기
중증열성혈소 판감소증후군 (SFTS)	SFTS (Severe Fever with Thrombocytopenia Syndrome) 바이러스	참진드기	작은소피참진드기 개피참진드기 뭉뚝참진드기 일본참진드기
라임병 (Lyme disease)	borrelia burgdorferi 등 보렐리아속 세균	참진드기 및 피참진드기	산림참진드기 일본참진드기 남방참진드기 사슴참진드기

2) 전파경로

대부분 감염된 진드기 또는 유충에 의해 여러 숙주를 옮겨 다니는 과정에서 사람을 물어 감염되는 경우가 대부분이다.

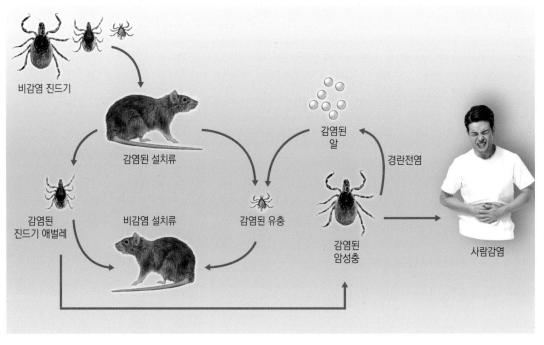

그림 2-32. **진드기 매개 감염병의 전파경로**

4. 증상

진드기 매개 감염병의 일반적인 증상은 대부분 발열, 오한, 구토, 두통, 피로감, 근육통 등 감기 초기 증상과 비슷하지만, 감염병의 감염체에 따라 특징적인 증상과 징후를 보인다.

표 2-22. 감염병에 따른 임상적 증상

	증 상
쯔쯔가무시증 (Scrub Typhus)	– 진드기 유충에 물린 부위에 특징적인 가피(eschar)가 형성되고, 피부가 겹치고, 습한 신체 부위(가슴, 겨드랑이, 복부, 종아리 등)에서 가피가 주로 발견됨. – 심한 두통, 발열, 오한이 갑자기 발생하며, 감기와 유사하고 구토, 복통도 일으킴 – 발병 5일 이후 발진이 몸통에 나타나서 팔다리로 퍼지며 반점상 구진의 형태를 보임 – 국소성 또는 전신성 림프절 종대와 간 비대, 비장 비대가 나타남 – 가벼운 혼돈에서 섬망, 혼수상태 등 다양한 중증의 의식수준의 변화 동반
중증열성혈소판감소증 (SFTS)	– 고열(38~40도), 3~10일 지속 – 소화기증상(오심, 구토, 설사, 식욕부진) – 혈소판감소, 백혈구감소 – 림프절종창 증상발생 5일 후 출현, 1~2주 지속 – 출혈성소견: 피부반상출혈, 점막/결막출혈 – 다발성장기부전 – ALT, AST, LDH, CK-M증가, 단백뇨, 혈뇨 – 중증의 경우: 신경계증상(근육잔떨림,혼동), 파종성혈관내응고증, 혼수상태
라임병 (Lyme disease)	– 1~3주 후 물린 부위를 중심으로 원심성으로 퍼져가는 과녁모양의 유주성 홍반(erthema migrans) 발생 – 발열, 오한, 피로감, 두통, 관절통, 림프절종창, 안면마비 등

5. 진단 및 검사

환자구분은 법정감염병 검사방법에 따른 진단·신고기준에 의해 확진환자와 의사환자로 구분한다. 확진환자는 합당한 임상적 특징과 함께 다음과 같은 검사방법 등에 의해 해당 병원체 감염이 확인된 자이며, 의사환자는 임상적 특징과 역학적 연관성을 감안하여 의심되나 진단방법에 의해 해당 병원체 감염이 확인되지 아니한 자를 말한다.

표 2-23. 진단기준에 따른 진드기 매개 감염병

	쯔쯔가무시증 (Scrub Typhus)	중증열성혈소판감소증 (SFTS)	라임병 (Lyme disease)
검체	혈액 등	혈청 등	혈청, 전혈, 뇌척수액, 피부(조직) 등
배양 검사	검체에서 균 분리 동정	검체에서 바이러스 분리	검체에서 균 분리
유전자 검출 검사	검체에서 유전자 검출	검체에서 유전자 검출	—
항체 검출 검사	• (확인진단) IFA로 단일항체가가 IgG1: 256 이상, 회복기 혈청의 항체가가 급성기에 비하여 4배 이상 증가 • (추정진단) ICA로 특이항체 확인	회복기 혈청의 항체가가 급성기에 비하여 4배 이상 증가	1차 추정진단 후 양성장에 한하여 2차 웨스턴블롯법 검사 실시 • (추정진단) IFA 또는 ELISA 등 – IFA로 단일혈청 항체가가 IgG 1: 256 이상인 경우, 특이 IgM이 검출, 회복기 혈청의 항체가가 급성기에 비해 4배 이상 증가 – ELISA로 특이항체 확인된 경우 • (확인진단) 웨스턴블롯법으로 항체와 항원반응의 결과값 확인하여 밴드 개수가 5이하면 음성, 6~7까지 경계, 7초과이면 양성

6. 치료

현재까지 진드기 매개 감염병의 특화된 항바이러스제나 예방을 위한 백신은 존재하지 않는다. 따라서 증상에 따른 내과적 치료를 시행해야 한다. 다만, 쯔쯔가무시증은 의사의 처방에 따라 적절한 항생제(독시사이클린, 클로람페니콜, 아지스로마이신)를 투여하며, 라임병의 경우 발생 초기에 적절한 항생제(독시사이클린, 아목시실린)를 통해 대부분 성공적인 치료가 가능하다.

7. 예방

현재까지 예방을 위한 백신은 존재하지 않으므로 진드기 접촉 최소화를 통한 예방만이 최선의 방법이다. 따라서 예방수칙을 준수하는 것만이 효과적인 예방이라 할 수 있다.

야외작업 및 활동 전에는 긴 소매, 긴 바지, 모자, 목수건, 토시, 장갑, 장화 등을 착용하고, 풀숲에 옷을 벗어 놓으면 안 되며, 휴식 시 돗자리를 사용하는 것이 좋다.

또한, 야외작업 및 활동 후에는 작업복 일체를 분리 세탁하고, 귀가 즉시 목욕, 샤워를 하는 등 예방수칙을 준수하여야 한다.

농작업 또는 야외활동 후 발열성 감염병 의심증상이 나타나면 즉시 의료기관을 방문하여 치료하거나 1339로 문의하여 적절한 조치를 받도록 한다.

각
진드기 매개
감염병 요약

⋙ 쯔쯔가무시증 Scrub typhus

정의	쯔쯔가무시균(orientia tsutsugamushi)의 감염에 의한 급성 발열성 질환(초원열, 잡목열 또는 양충병)	**질병분류**	법정 감염병 : 제3군

병원체	쯔쯔가무시균 (orientia tsutsugamushi)	**병원소**	털진드기 유충 (황순털진드기, 대잎털진드기)

전파경로	주로 풀숲 및 관목숲에 분포하고 있는 감염된 털진드기 유충이 사람을 물어 감염되며, 사람-사람 간 전파는 매우 드물지만, 감염된 환자의 혈이나 체액 접촉을 통해 발생할 수 있음	

호발시기	**호발대상**
10~12월	50대 이상

증상
발열, 오한, 두통 등이 있다가 근육통, 기침, 구토, 복통 및 인후염이 동반되며, 발진과 가피(검은 딱지) 형성

잠복기	**치사율**
1~3주	0.1~0.2% ('11~'14년 기준)

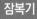 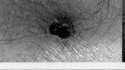 

치료	**예방**
의사의 처방에 따라 항생제(독시사이클린, 클로람페니콜, 아지스로마이신 등)를 투여하며, 치료 효과가 빨라 보통 48시간 이내에 해열된다.	**- 평상시/농작업 전** · 전용 농작업복(긴 소매·바지, 모자, 목수건, 토시, 장갑 등) 구비 및 작업 시 항상 착용 · 풀숲 제거 · 진드기 기피제 보조 사용 **- 농작업 중 : 풀숲과 접촉 기회 회피** · 풀숲에 옷 벗어 놓지 않기, 휴식 시 돗자리 사용 · 보조도구 이용 : 농작업용 앞치마 또는 방석 · 풀숲에서의 용변 금지 **- 농작업 후** · 귀가 즉시 농작업복 일체 세탁하기 · 목욕 : 귀가 즉시 입욕을 추천하나 샤워도 가능

⟫⟫ 중증열성혈소판감소증후군
Severe Fever with Thrombocytopenia Syndrome : SFTS

정의	SFTS바이러스에 의한 중증열성 바이러스 질환	**질병분류**	법정 감염병 : 제4군

병원체	SFTS (Severe Fever with Thrombocytopenia Syndrome) 바이러스	**병원소**	작은소피참진드기 개피참진드기 뭉뚝참진드기 일본참진드기 등

	호발시기	**호발대상**
전파경로 감염된 매개체가 사람을 물어 감염되며, 사람 간 전파는 일반적으로 발생하지 않음 (직접적 환자 혈액 및 체액 노출에 따른 전파 가능성 존재)	주로 50대 이상	주로 50대 이상

증상		
고열(38~40도), 오심, 구토, 설사, 식욕부진, 근육통, 혈소판 감소증, 백혈구 감소증, 림프절 병증, 위장관 출혈 등		

잠복기	**치사율**
1~2주(6~14일)	10~30% 정도

치료	**예방**
현재까지 SFTS에만 효과적인 항바이러스제는 존재하지 않으며, 증상에 따른 내과적 치료가 필요하다.	- 현재까지 SFTS예방을 위한 백신은 존재하지 않으며 진드기 접촉 최소화를 위한 예방이 최선의 방법 - 야외 활동 시 · 풀밭 위에 옷을 벗어두지 않기, 눕지 않기 · 돗자리를 펴서 앉고, 사용한 돗자리는 세척 후 말리기 · 풀밭에서 용변 보지 않기 · 작업시 긴 소매, 긴 바지 등의 작업복 착용하기 · 진드기 기피제 사용 - 야외 활동 후 · 옷을 털고, 반드시 세탁하기 · 샤워나 목욕하기 · 머리카락, 귀 주변, 팔 아래, 머리, 무릎 뒤, 다리 사이 등에 진드기가 붙어 있지 않은지 확인하기

>>> 라임병 Lyme disease

정의	보렐리아속균(borrelia burgdorferi, borrelia afzelii, borrelia garinii) 감염에 의한 진드기매개 감염병	질병분류	법정 감염병 : 제4군
병원체	Borrelia burgdorferi 등 보렐리아속 세균	병원소	참진드기(ixodes 속) 및 피참진드기(haemaphysalis 속)

전파경로	감염된 매개체에 물려 감염되며, 사람 간 전파는 보고된 바 없음

호발시기	호발대상
여름	전 연령대

증상

- 주로 유주성 홍반(erythema migrans)이 대부분 환자에서 관찰되며, 최소 5 cm 이상으로 하나 또는 여러 개가 생길 수 있음(과녁 모양)
- 피로감, 발열, 두통, 경부강직, 근육통, 관절통, 림프절종창, 안면마비 등

잠복기	치사율
3일 내지 30일	농업 또는 임업 종사자가 다수(80~90%)

치료

의사의 처방에 따라 적절한 항생제(doxycycline, amoxicillin) 투여가 필요하며, 특히 발생 초기에 적절한 항생제 투여는 좋은 결과를 보인다. 후반기에 치료를 할 경우에는 효과는 있지만 회복기가 길어질 수 있으며, 대부분의 환자에서 합병증 없이 회복된다.

예방

- 현재까지 라임병 백신은 개발되지 않음.
- 등산, 산책, 작업 등 야외활동 시 반바지, 반팔 옷, 샌들 신는 것을 피하고, 모자 및 양말을 신을 것.
- **야외활동 시** 소매, 바짓단 등에 기피제 처리를 하며, 기피제는 식약청에서 허가받은 약재를 용법, 용량에 따라 사용함.
- **통행 시** 길의 중앙을 이용하며, 높은 풀이나 낙엽 등 숲이 무성한 장소는 피할 것
- **야외활동 중** 옷을 풀밭에 놓아두지 말 것
- **야외활동 후** 반드시 목욕 및 샤워를 통하여 청결을 유지하고 의복 및 수건, 장갑, 양말 등은 세탁하여 사용할 것.
- 특히 야외활동이 많은 직업군은 진드기 기피제 사용

7 수인성 및 식품매개 감염질환
매년 200건 발생

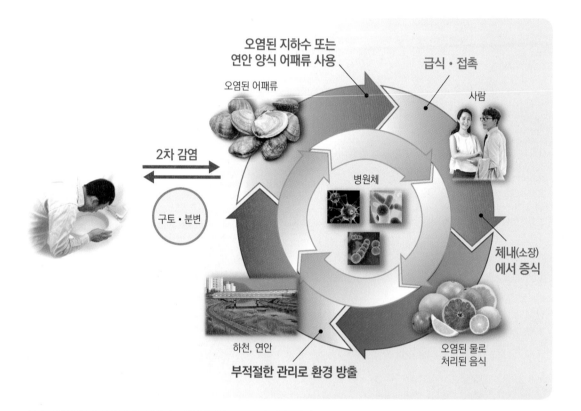

세균, 바이러스 등의 병원성 미생물이 사람의 장기 등에 침입하여 증식하는 것을 감염이라 하고, 이들 미생물에 감염되어 사람에게 증상이 나타나면 이를 감염증이라고 한다.

감염병이란 전염력이 강하여 다른 사람들에게 쉽게 옮기는 감염증을 의미한다.

수인성 식품매개 감염증은 병원성 미생물이 오염된 물이나 식품에 의해서 전달되는 질병으로 사람이 병원성 미생물에 오염된 물이나 식품 등을 섭취하여 발병하는 감염병을 말한다.

수인성 식품매개 감염증을 일으키는 병원성 미생물들은 오염된 물이나 식품을 통해 우리 몸에 들어와 위장관에서 증식하면서 감염증을 일으키고 분변을 통해 우리 몸 밖으로 나간다. 이는 다시 주변의 물을 오염시켜 다시 다른 사람들을 감염시킨다. 이러한 전파경로를 분변-경구 전파경로라 하는데 감염병이 대표적인 분변-경구 경로를 통해 전파되는 감염병이다.

1. 정의

수인성 식품매개 감염병은 병원성 미생물 또는 독성 물질에 오염된 물이나, 식품 섭취로 인하여 설사, 복통, 구토 등의 위 · 장관 증상을 발생시키는 질환으로 세균, 바이러스, 원충에 의한 감염이 원인이 되어 발생한다. 산발적 또는 집단적으로 발생할 수 있고 집단적으로 발생하는 수인식품매개 질환(집단 식중독)이라 함은 음식물을 섭취하고 2명 이상이 동일한 증상(설사 또는 구토 등)을 보이는 경우를 말한다.

수인성 식품매개 감염병 미리보기

Q1 > 수인성 식품매개 감염병에는 무엇이 있나요?

- 수인성 식품매개 감염병에는 우리가 흔히 알고 있는 장티푸스나 콜레라, 세균성이질, 노로바이러스 등이 있습니다.

Q2 > 수인성 식품매개 감염병의 원인은 무엇인가요?

- 세균 : 콜레라균, 파라티푸스균, 장티푸스균, 세균성이질균 등
- 바이러스 : A형간염바이러스, 노로바이러스, 로타바이러스 등
- 원충 : 이질아메바 감염증, 람블편모충 감염증, 크립토 스포리디움증 등

Q3 > 수인성 식품매개 감염병의 증상은 무엇인가요?

- 수인성 식품매개 감염병에 감염되었을 때 주로 나타나는 증상은 설사, 복통, 구토 등이며 감염병의 종류에 따라 고열, 권태감, 식욕부진 등의 증상이 나타날 수도 있습니다.
- 만약 함께 식사를 했던 주변사람 들 중 2명 이상이 비슷한 증상을 호소한다면 수인성 식품매개 감염병을 의심해 보아야 합니다.

Q4 > 수인성 식품매개 감염병에을 예방할 수 있는 방법에는 무엇이 있나요?

- 수인성 식품매개 감염병을 예방하기 위해서는 다음 4가지 원칙을 지키면 됩니다.
① 반드시 끓인 물을 섭취하고 날 음식 섭취는 삼가합니다.
② 손발을 깨끗이 하는 등 개인위생에 주의합니다.
③ 조리 기구는 청결히 사용하고 도마, 칼은 식품별로 따로 사용하여 교차오염을 예방합니다.
④ 음식물은 오래 보관하지 않도록 합니다.

2. 발생현황

우리나라 수인성 · 식품매개질환은 2007년 이후 매년 200~300건이 발생하고, 발생건 당 20~30명 내외의 환례가 보고되고 있다. 공중위생수준 향상과 방역성과 등으로 산발적인 사례의 발생은 많이 감소되었으나, 학교 및 직장 등 급식 증가 등으로 집단발생이 증가하고 있고, 월별로는 5~6월, 8~9월에 발생이 높은 편이었다. 기후변화로 인한 환경요인의 변화, 국내외 여행 증가, 식품산업의 대규모화 등도 발생 증가의 원인으로 자리 잡고 있다.

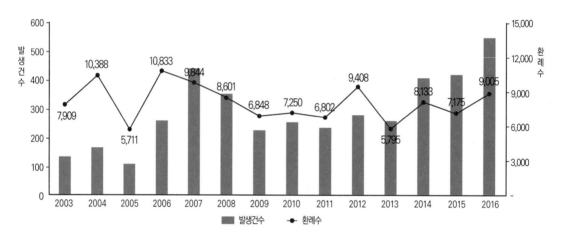

그림 2-33. **수인성·식품매개 감염질환 집단발생 현황**

표 2-24. **진단기준에 따른 진드기 매개 감염병**

구분	2011	2012	2013	2014	2015	2016
발생 건수(건)	253	296	281	409	422	549
사례 수(명)	7,226	9,474	6,084	8,133	7,175	9,005
건당 사례 수(발생 건/명)	28.6	32.0	21.6	19.9	17.0	16.4

3. 원인 및 감염경로

수인성 · 식품매개 감염병은 익히지 않은 해산물이나, 육류, 씻지 않은 과일, 안전하지 않은 음용수, 상온에 방치되거나 유통기한이 지난 음식, 바퀴벌레나 파리 등 유해 곤충에 노출된 음식을 섭취하였을 때 감염될 수 있다.

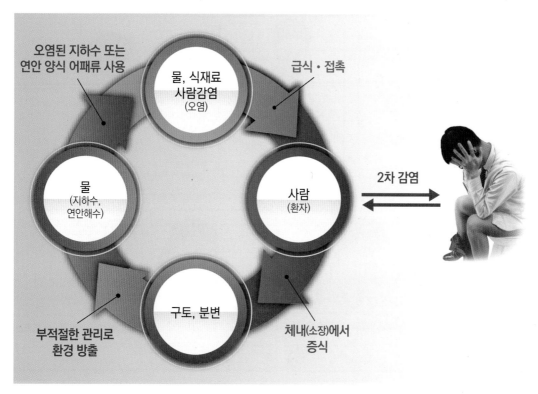

그림 2-34. **수인성·식품매개 감염병 전파경로**

4. 증상

　수인성·식품매개 감염병이 의심 될 때 주로 나타나는 증상은 설사, 복통, 구토 등이며 감염질환의 종류에 따라 고열, 권태감, 식욕부진 등의 증상이 나타날 수도 있습니다. 만약 함께 식사를 했던 주변사람들 중 2명 이상이 비슷한 증상을 호소한다면 수인성·식품매개 감염질환을 의심해 보아야 한다.

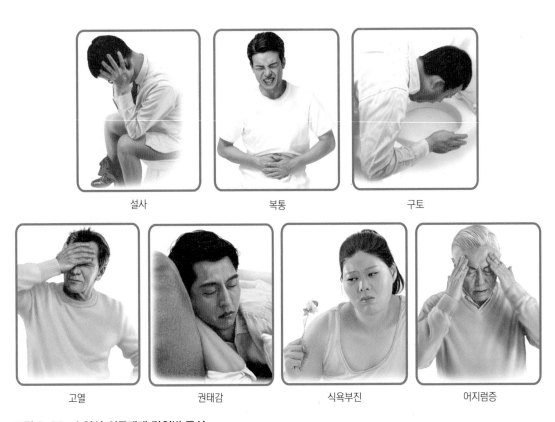

| 설사 | 복통 | 구토 |

| 고열 | 권태감 | 식욕부진 | 어지럼증 |

그림 2-35. **수인성·식품매개 감염병 증상**

5. 진단 및 검사

잠복기, 임상증상, 기타 역학적 특징이 일치하며 원인병원체 실험실 판단기준에 따른 병원체가 검출된 경우 이를 원인병원체로 판단하고 원인이 된 병원체 감별을 위하여 보건환경연구원은 세균의 혈청형, PFGE, Phage typing, 염기서열분석 등 확인검사를 시행 — ETEC, EPEC, EIEC 혈청형 중 검출 안 되는 균은 세균분석과로 송부한다.

표 2-25. 수인성·식품매개 감염병 진단기준

병원체	잠복기	임상증상	진단 기준
콜레라	수시간~5일 (보통 2~3일)	수양성 설사, 종종 구토 동반	1. 2명 이상 환자 검체(대변, 토사물)에서 독성을 생산하는 병원체 분리 2. 역학적으로 의심되는 음식에서 독소를 생산하는 병원체 분리
장티푸스	3~60일 (평균 8~14일)	발열, 식욕억제, 두통, 근육통, 때때로 설사 또는 변비	1. 2명 이상 환자 검체에서 병원체 분리 2. 역학적으로 의심되는 음식에서 병원체 분리
파라티푸스	1~10일	지속적인고열, 두통, 비장종대, 발진, 설사 (장티푸스와 유사)	1. 2명 이상 환자 검체에서 병원체 분리 2. 역학적으로 의심되는 음식에서 병원체 분리
세균성이질	12시간~7일 (평균 1~4일)	설사(종종 혈변), 발열과 복통 동반	1. 2명 이상 환자 검체에서 동일한 혈청형의 병원체 분리 2. 역학적으로 의심되는 음식에서 병원체 분리
장출혈성 대장균	2~10일 (평균 3~4일)	설사(종종 혈변), 복통, 발열은 없거나 미열	1. 2명 이상 검체에서 E. coli O157:H7,기타 혈청형의 시가 독소를 생성하는 대장균 분리 2. 역학적으로 관련된 식품에서 E. coli O157:H7 또는 기타 혈청형의 시가 독소를 생성하는 대장균 분리
살모넬라균 감염증	6시간~ 72시간 (평균 12~36시간)	설사, 종종 발열과 복통 동반	1. 2명 이상 환자 검체에서 동일 혈청형의 병원체 분리 2. 역학적으로 의심되는 음식에서 병원체 분리

병원체	잠복기	임상증상	진단 기준
장염비브리오균 감염증	4~96시간 (평균 12~24시간)	설사	1. 2명 이상 환자 검체에서 병원체 분리 2. 역학적으로 의심되는 음식에서 10 5 /g 이상 병원체 분리
A형간염	15~50일 (평균 28일)	황달, 짙은 소변, 피로, 식욕부진, 오심	역학적으로 의심되는 음식을 섭취한 2명 이상 사람의 혈청에서 A형간염 바이러스에 대한 IgM 항체 검출(IgM anti-HAV)
노로바이러스 감염증	12~50시간 (평균 12~48시간)	설사, 구토, 오심, 복통, 미열	1. 2명 이상 대변 검체 또는 토사물에서 RT-PCR법을 통하여 바이러스 RNA를 검출 2. 2명 이상 대변 검체 또는 토사물에서 전자 현미경으로 바이러스의 특징적인 모양을 확인 3. 2명 이상 대변에서 효소 면역 측정법(EIA) 양성을 확인

6. 치료

1) 대증치료

손실된 수분과 전해질을 경구 또는 정맥으로 수분, 전해질을 신속히 보충해 주는 것이 좋으며 증상이 가벼운 경우 경구 수액 치료만으로 충분하며 구토를 동반한 심한 탈수 환자는 정맥 수액 치료도 필요하다.

2) 항생제 치료

반드시 필요하지는 않으나, 중증도 이상 및 심한 경우 발병기간을 단축시키고, 수분 손실을 줄여주며, 균배출 기간을 단축시킬 수 있다. 항생제 사용을 고려할 때는 항생제 내성 균주가 많으므로 항생제 감수성 검사 결과를 토대로 치료 약제를 선정하는 것이 필요하다.

7. 예방

1) 일반적 예방

올바른 손 씻기의 생활화를 위해 흐르는 물에 비누 또는 세정제 등을 사용하여 30초 이상 손을 씻고 외출 후, 화장실을 다녀온 뒤, 식사 전, 조리 전, 기저귀를 사용하는 영유아를 돌본 뒤, 더러운 옷이나 리넨을 취급 후에도 반듯이 손을 씻도록 한다. 그리고 안전한 음식섭취를 위해 음식 익혀먹기, 물 끓여 마시기, 음식(어패류, 생선류 등)은 충분한 온도에서 조리하여 익혀먹기를 생활화한다. 칼·도마 등 조리 기구는 소독하여 사용하고 조리도구(채소용, 고기용, 생선용)는 구분하여 사용하는 것이 좋으며 어패류는 저온에서 보관한다.

설사 증상이 있는 경우는 음식을 조리하거나 준비하는 것을 금한다.

2) 백신

수인성 식품매개 질병의 유행 또는 발생지역을 방문하는 경우에 해당 질병에 대한 백신 접종을 하는 것도 도움이 된다.

각 수인성
및
식품매개
감염병 요약

≫≫ 콜레라 Cholera

정의	콜레라균(Vibrio cholerae O1 또는 V. Cholerae O139) 감염에 의한 급성 장관 질환	질병분류	법정 감염병 : 제1군, 질병코드 : ICD-10 A00

병원체

- Vibrio cholerae O1 또는 V. cholerae O139
- Vibrionaceae 과에 속하는 그람 음성 막대균
- 콜레라 독소(cholera toxin)가 분비성 설사 유발

병원소

주로 사람이며 하구에 존재하는 갑각류 또는 동물성 플랑크톤

전파경로

- 오염된 물(지하수 및 음용수 등)이나 음식을 통해 전파
- 드물게 환자 또는 병원체보유자의 대변이나 구토물과 직접 접촉에 의한 감염도 가능

잠복기

수시간~5일(보통 2-3일)

증상

- 처음에는 복통 및 발열이 없이 수양성 설사가 갑자기 나타나는 것이 특징적이며 구토를 동반, 심한 탈수 등으로 저혈량성 쇼크 등
- 무증상 감염이 많으며, 5-10% 정도는 증상이 심하게 나타날 수 있음

진단

- 확인 진단
- 검체(대변, 직장도말물, 구토물)에서 독소형 V. cholerae O1 또는 V. cholerae O139 분리 동정

치료

- 대증 치료 :
  경구 또는 정맥으로 수분, 전해질 신속히 보충
- 항생제 치료 :
  중증 탈수 환자에서만 권유

예방

- 일반적 예방
- 올바른 손 씻기의 생활화 : 흐르는 물에 비누로 30초 이상 손 씻기
- 안전한 음식 섭취 : 음식 익혀먹기, 물 끓여 마시기
- 위생적인 조리하기
- 예방접종
- 콜레라 유행 또는 발생지역을 방문하는 경우 백신 접종을 권고함
- 경구용 사백신 (기초접종 2회, 추가접종)
* 일부 국가에서 콜레라 예방접종 증명서 요구(필요시 전국 13개 국립검역소에서 예방접종 가능)

1) 발생현황

(1) 국외

19세기 이후 20세기 초반까지 범세계적인 유행(pandemic)이 7차례 발생했다. 유행 시기는 1차(1816~1826), 2차(1829~1851), 3차(1852~1860), 4차(1863~1875), 5차 (1881~1896), 6차(1899~1923), 7차(1961~1975)이다.

- 1961년 아시아를 시작으로 서남아시아, 아프리카, 그리고 유럽에까지 전파
- 1991년 O1형 유행으로 남아메리카 10개국에서 39만 명 이상의 환자가 발생
- 1992년 인도에서 O139형이 처음 발견되었으며 아시아 7개국에서 발생이 보고되었다.

2015년 전 세계 42개국에서 사망 1,304명을 포함하여 172,454명이 발생하였고, 매년 1.3백만에서 4백만의 환자가 발생하고 21백명에서 143천명이 사망하는 것으로 추정된다.

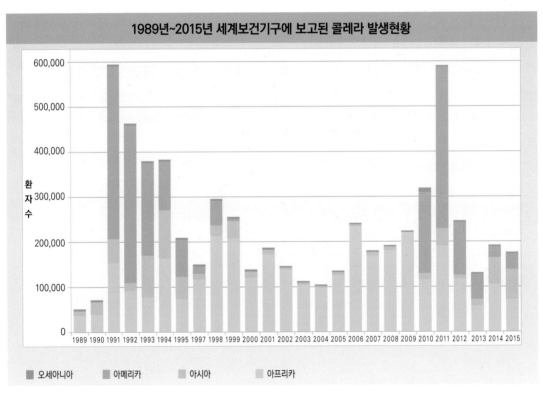

그림 2-36. 1989~2015년 세계보건기구에 보고된 콜레라 현상

(2) 국내

1940년까지 29차례의 classical형 콜레라의 대규모 유행이 있었던 것으로 추정되고 있다. 2000년 이전에는 1980년(145명), 1991년(113명), 1995년(68명)에 El Tor형 콜레라 유행이 발생하였고 2000년 이후는 2001년 경상도 지역을 중심으로 전국적인 유행이 있어 162명(확진환자, 142명)의 환자가 발생하였다. 2003년 이후 해외유입환자가 대부분이었고, 2016년 경상도 지역에 국내환자(3명) 발생하였다.

표 2-26. **콜레라 발생 현황**

구 분		2006	2007	2008	2009	2010	2011	2012	2013	2014	2015	2016
신고 수 (명)	계	5	7	5	0	8	3	0	3	0	0	4
	국내	0	1	0	0	0	0	0	0	0	0	3
	국외	5	6	5	0	8	3	0	3	0	0	1

>>> 장티푸스 Typhoid fever

정의	장티푸스균(Salmonella Typhi) 감염에 의한 급성 전신성 발열성 질환	질병분류	법정 감염병 :제1군, 질병코드 : ICD-10 A01.0

병원체	병원소
• Salmonella Typhi – 장내세균과에 속하는 그람 음성 혐기성 막대균 – 소장의 장상피 세포층을 통과하여 림프절을 통해 전신으로 확산	사람

전파경로	잠복기
주로 환자나 보균자의 대변이나 소변에 오염된 음식이나 물에 의해 전파됨	3일~60일(평균 8~14일)

증상	진단
– 고열이 지속되면서 오한, 두통, 복통, 설사나 변비, 상대적 서맥, 피부발진(장미진), 간·비장종대 등 나타남 – 치료하지 않을 경우 4주 내지 8주 동안 발열이 지속될 수 있음 – 3~4주 후 위·장출혈 및 천공과 같은 합병증 발생 가능 – 2~5%는 대·소변으로 균을 배출하는 만성보균자가 됨	검체(혈액, 대변, 직장 도말물, 소변, 담즙, 골수)에서 Salmonella Typhi 분리 동정

치료	예방

– 대증 치료 :
  경구 또는 정맥으로 수분,
  전해질 보충
– 항생제 치료 :
  시프로플록사신, 오플록사신 등
	• 일반적 예방
	– 올바른 손 씻기의 생활화 : 흐르는 물에 비누로 30초 이상 손 씻기
	– 안전한 음식 섭취 : 음식 익혀먹기, 물 끓여 마시기
	– 위생적인 조리하기
	• 예방접종
	– 주사용 Vi 다당 백신
	– 2세 이상에서 사용
	– 0.5 mL 1회 피하 또는 근육주사
	– 필요시 3년마다 추가접종(적어도 노출 예상 시점 2주 전에 접종)
	* 2~5세의 경우 역학적 배경과 노출될 위험을 감안하여 결정

1) 발생현황

(1) 국외

연간 약 2,200만 명이 발생하여 이 중 약 20만 명이 사망하는 것으로 추정된다.

전 세계 대부분의 국가에서 발생하나 남부 중앙아시아, 동남아시아에서 발생률이 높은 것으로 나타났다.

(2) 국내

1970년대 이전에는 연간 3,000~5,000명의 환자가 발생하였으나 최근에는 매년 200명 내외의 환자가 지속적으로 발생하고 있고, 성별, 연령별 발생 차이는 뚜렷하지 않으며 전국적으로 연중 발생하고 있다.

표 2-27. **연도별 장티푸스 현황**

구 분	2007	2008	2009	2010	2011	2012	2013	2014	2015	2016
신고수(명)	223	188	168	133	148	129	156	251	121	121
국내발생	204	178	156	113	117	107	142	229	98	109
국외유입	19	10	12	20	31	22	14	22	23	12
발생률(10만 명당)	0.45	0.38	0.34	0.27	0.29	0.25	0.31	0.49	0.24	0.24

>>> 노로바이러스 감염증 Noroviral gastroenteritis

정의	노로바이러스(Norovirus)의 감염에 의한 급성위장관염	질병분류	법정 감염병 : 지정, 질병코드 : ICD-10 A08.5

병원체

- Norovirus
- Caliciviridae 속에 속하는 리본형의 RNA바이러스로 27~32 nm의 크기

병원소

사람

전파경로

분변-구강 경로 감염

잠복기

10~50시간(12~48시간)

증상

- 주요 임상적 증상 묽은 설사 변과 설사 1~2일 후에 나타나는 구토
  (평균 설사기간은 40형의 경우 8.6일, 41형은 12.2일)
- 2~3일간 지속되는 낮은 발열, 탈수, 호흡기 증상

진단

검체(대변, 직장도말물, 구토물)에서 특이 유전자 (ORF1-ORF2 junction) 검출

치료

- 대증 치료 :
  경구 또는 정맥으로 수분,
  전해질 보충

예방

- 일반적 예방
- 흐르는 물에 비누로 30초 이상 손 씻기
- 음식조리 전, 수유하기 전, 배변 후,
  설사 증상이 있는 사람을 간호한 경우, 외출 후
- 안전한 음식 섭취 : 음식 익혀먹기, 물 끓여 마시기

1) 발생현황

(1) 국외

전 세계적으로 흔하게 발생하고 있으며 집단발생 또한 산발적으로 발생하는 주요 위장관염을 일으키며, 산발적인 위장관염 중 9%~24%가 노로바이러스 감염증이다.

모든 연령대에서 발생하며, 5세 이하의 어린이에서 높고, 65세 이상의 성인에서 더 심한 질환이 나타나고, 미국 및 유럽에서 식당, 보육시설, 여객선, 호텔, 그리고 요양원에서 집단발생사례가 있으며, 선진국일수록 종종 의료서비스 시설과 연관된 발생이 나타난다. 노로바이러스 감염증으로 인한 사망사례는 고령자 및 장기시설 생활자 중에서 발생한 사례가 있다.

(2) 국내

장관감염증 집단발생 원인병원체 중 노로바이러스 감염증은 매년 60건 내외로 발생하였으나, 2016년 93건으로 발생이 증가하였다. 장관 감염증 집단발생 원인병원체 중 가장 높은 비율을 차지하고 있으며 계절적으로는 11월부터 다음해 4월까지 발생이 높은 것으로 조사된다.

표 2-28. **노로바이러스 감염증(Noroviral gastroenteritis) 집단발생 현황**   단위 : (건)

구분	2007	2008	2009	2010	2011	2012	2013	2014	2015	2016
집단발생(건)	59	64	28	27	26	5	42	48	79	93

>>> 파라티푸스 Paratyphoid fever

정의	파라티푸스균(Salmonella Parathphi A, B, C) 감염에 의한 급성 전신성 발열성 질환	질병분류	법정 감염병 : 제1군, 질병코드 : ICD-10 A01.1-A01.4

병원체	병원소
- 장내세균과에 속하는 그람 음성 혐기성 막대균 - 소장의 장상피세포층을 통과하여 림프절을 통해 전신으로 퍼짐	사람

전파경로	잠복기
주로 환자나 보균자의 대변이나 소변에 오염된 음식물이나 물에 의해 전파됨	1일~10일

증상	진단
- 발열이 지속되면서 오한, 두통, 복통, 설사나 변비, 상대적 서맥 등 장티푸스와 증상이 비슷하나 경미함 - 2~5%는 대·소변으로 균을 배출하는 만성보균자가 됨	검체(혈액, 대변, 직장 도말물, 소변, 담즙, 골수)에서 Salmonella Paratyphi A, B, C 분리 동정

치료	예방
- 대증 치료 : 경구 또는 정맥으로 수분, 전해질 신속히 보충 - 항생제 치료 : 시프로프록사신, 오프록사신 등	· 일반적 예방 - 올바른 손 씻기의 생활화 : 흐르는 물에 비누로 30초 이상 손 씻기 - 안전한 음식 섭취 : 음식 익혀먹기, 물 끓여 마시기 - 위생적인 조리하기

1) 발생현황

(1) 국외

파라티푸스는 미국에서 2013년 24개주에서 73명 발생했고, 2004년 연구 논문에 따르면, 매년 550만명이 발생하는 것으로 추정된다. S . Paratyphi A가 가장 흔하고, B형, C형 순으로 발생했다. 대부분의 나라에서, S . Typhi와 S . Paratyphi의 환자 발생비율은 대략 4:1 정도이다.

(2) 국내

보통 장티푸스에 비해 발생 수준이 낮아 매년 100명 미만의 환자가 신고되었으나 2002년 부산 금정구를 중심으로 한 유행으로 413명이 신고 - 2004년 이후로는 연간 50명 내외의 환자가 신고되고 있다.

표 2-29. **연도별 파라티푸스 현황**

구분	2007	2008	2009	2010	2011	2012	2013	2014	2015	2016
신고수(명)	45	44	36	55	56	58	54	37	45	56
국내발생	34	36	25	38	23	28	36	30	32	48
해외유입	11	8	11	17	33	30	18	7	13	8
발생률(10만 명당)	0.09	0.09	0.07	0.11	0.11	0.11	0.11	0.07	0.09	0.11

>>> 세균성이질 Shigellosis

정의	이질균(Shigella spp.) 감염에 의해 급성 염증성 장염을 일으키는 질환	질병분류	법정 감염병 : 제1군, 질병코드 : ICD-10 A01.1~A01.4

병원체	병원소
- 이질균(Shigella spp.) : 그람음성 막대균 - S. dysenteriae, S. flexneri, S. boydii, S. sonnei (각각 serogroup A, B, C, D에 해당) - 이질균의 점막 침입에 의해 전형적인 양상인 혈액, 점액 및 화농성 설사가 나타남	사람

전파경로	잠복기
- 오염된 식수와 식품매개로 주로 전파됨 - 환자나 병원체 보유자와 직접·간접적인 접촉에 의한 감염도 가능	12시간~7일(보통 1~4일)

증상	진단
- 고열, 구역질, 구토, 경련성 복통, 설사(혈변, 점액변), 잔변감 등이 - 경증의 경우, 증상은 4~7일 후 저절로 호전되며 무증상 감염도 가능 - S. dysenteriae가 가장 심한 증상을 보이고, S. flexneri, S. sonnei로 갈수록 임상증상이 약해짐	검체(대변, 직장도말물)에서 S. dysenteriae, S. flexneri, S. boydii, S. sonnei 분리 동정

치료	예방

- 대증 치료 :
  경구 또는 정맥으로 수분, 전해질 신속히 보충
- 항생제 치료 :
  항생제내성을 고려한 약제 선택
	• 일반적 예방
	- 올바른 손 씻기의 생활화 : 흐르는 물에 비누로 30초 이상 손 씻기
	- 안전한 음식 섭취 : 음식 익혀먹기, 물 끓여 마시기
	- 위생적인 조리하기

1) 발생현황

(1) 국외

미국에서는 연간 500,000 환례가 발생하고, 2013년 인구 10만 명당 4.82명이 발생한다.

후진국에서는 S. flexneri가 가장 흔하며, 선진국에서는 S. sonnei가 가장 흔한 것으로 나타났다. 항생제의 광범위한 사용으로 인한 항생제 내성 균주가 중요한 문제로 부각되고 있다. 전 세계적으로, 이질은 연 8천만 ~ 1억6천5백만 환례가 발생하고, 이중 60만 명이 사망하는 것으로 추정된다.

(2) 국내

1950년대 항생제의 도입과 환경위생의 개선으로 감소경향을 보이다 1998년부터 크게 증가하였다가 다시 감소하는 양상을 보였다.(1998년 : 906명, 2000년 : 2,462명, 2003년 : 1,117명, 2005년 : 317명)

1991년 이후부터 S. sonnei가 가장 많은 비중을 차지하고, S. flexneri도 발생되고 있다.

표 2-30. 연도별 세균성 이질 현황

구분	2007	2008	2009	2010	2011	2012	2013	2014	2015	2016
신고수(명)	131	209	180	228	171	90	294	110	88	113
국내발생	90	147	145	124	64	48	229	72	63	90
해외유입	41	62	35	104	107	42	65	38	25	23
발생률(10만 명당)	0.27	0.42	0.36	0.45	0.34	0.18	0.58	0.21	0.17	0.22

8 MDR 의료 관련 감염질환

다제내성균 '창' vs '방패' 항생제

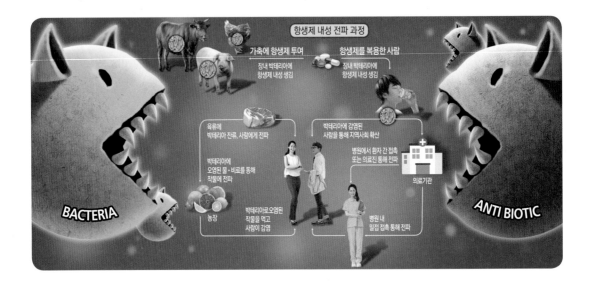

1928년 페니실린의 발견은 20세기 후반 의학계의 혁명으로 감염병과 기나긴 전쟁을 끝낼 수 있는 무기를 생산할 수 있게 된 것이었다.

영국의 미생물학자 알렉산더 플레밍(1881~1955)은 각종 감염병을 일으키는 포도상구균을 억제할 수 있는 물질인 페니실린을 푸른곰팡이에서 우연히 발견하였다. 하지만 그는 '이 약을 오남용하면 균에서 돌연변이가 발생해 치명적인 문제가 발생할 것이다'라고 경고하며 항생제의 오남용으로 인한 결과를 두려워했다.

1941년 드디어 최초의 항생제로 인체에 투약이 되었고, 페니실린은 제2차 세계대전 당시 유럽에 파병된 연합군에 의해서 보급되었으며, 군인들을 통해 '기적의 치료제'라 불리게 되었고 민간인들에게는 만병통치약으로 통하게 되었다.

1948년에는 의학뿐만이 아니라 농업에서도 가축을 살찌우기 위한 목적으로 항생제가 포함된 사료를 먹이기도 하였고, 이 시기에 병원에서는 항생제에 내성을 보이는 포도상구균이 확산되기 시작했다. 드디어 항생제 오남용으로 인한 부작용이 수면 위로 나타나기 시작했다.

1950~1970년대는 항생제의 황금기로 수십 종의 새로운 항생제가 개발되어 인류를 괴롭히던 질병들을 해결해주기도 했지만, 항생제의 내성 문제는 더욱 심각해졌다. 페니실린 내성 박테리아를 잡기 위해 메티실린 항생제가 개발되었지만 1년이 채 되지 않아 메티실린에 내성이 보이는 박테리아인 MRSA가 발생하였다. 새로운 항생제에 내성을 보이는 박테리아에 대한 인류의 대응은 더 강력한 항생제 개발이었다. 그렇게 MRSA의 해결방법이었던 반코마이신 항생제가 개발되어 1980년대까지 널리 사용되었지만, 박테리아 또한 진화를 거듭하여 1990년대 초반에 반코마이신 내성 장알균(VRE), 반코마이신 내성 황색포도알균(VRSA)이 발생하며 반코마이신마저도 결국 박테리아 앞에 무릎 꿇고 말았다.

　　2014년 세계보건기구(WHO)는 '항생제 내성으로 인한 심각한 위험은 전 세계에 일어나고 있으며 모두에게 영향을 미치고 있다'고 경고하였다. 보건복지부에 따르면 한국도 여러 항생제에 내성을 가지는 다제내성균이 매년 8만 건 이상으로 보고되고 있으며 계속해서 증가하는 추세에 있다. 그리고 영국의 항생제 내성 대책위원회에서는 2050년 내성균 감염으로 인한 전 세계 사망자가 연간 1000만 명에 달할 것으로 추산하며, 암으로 인한 연간 사망자 예측수치인 820만 명을 넘을 것으로 인류가 직면한 가장 심각한 위협이 될 것이라는 전망이다.

1. 정의

'의료 관련 감염병'이란 환자나 임산부 등이 의료행위를 적용받는 과정에서 발생한 감염병으로서 감시 활동이 필요하여 보건복지부 장관이 고시하는 감염병을 말한다. (감염병의 예방 및 관리에 관한 법률의 제2조 제12호, 제4호 3군 감염병은 간헐적으로 유행할 가능성이 있어 계속 그 발생을 감시하고 방역대책의 수립이 필요한 질병)

MDR (multi drug resistance)이란 다제내성, 세균이 여러 항생제에 내성을 나타내는 것을 말한다.

의료 관련 감염병 미리보기

Q1 > 의료 관련 감염병은 주로 어떻게 걸리나요?
- 의료 관련 감염병이란 감염병의 예방 및 관리에 관한 법률의 제2조 제12호와 동일법인 제 2조 제4호 3군 감염병(VRSA, CRE)과 제7호에 따른 지정감염병 4종(VRE, MRSA, MRPA, MRAB)은 주로 의료기관에 입원하여 항균제 치료를 받는 경우 및 장기간 의료시설을 이용하는 경우에 많이 발생하게 됩니다.

Q2 > 의료 관련 감염병에 걸리면 어떻게 해야 하나요?
- 의료 관련 감염병(다제내성균 6종)은 일반적으로 사람 혹은 환경에 정상적으로 존재하는 세균이 특정 항균제에 내성을 나타내는 것으로서, 의료 관련 감염병에 걸리는 경우 대부분은 보균상태 이며, 이러한 경우는 특별한 치료가 필요하지 않습니다. 다만 장기간 의료시설에 입원하거나, 면 역력이 떨어진 사람에서 감염증상이 나타나는 경우는 전문가에 의한 치료를 받아야 합니다.

Q3 > 의료 관련 감염병 환자의 접촉 주의 방법은 무엇인가요?
❶ 환자격리 : 환자 및 병원체보유자 격리(코호트 격리 포함)를 시행합니다.
❷ 손 위생 : 환자(병원체보유자 포함) 접촉 전·후, 침습적 시술 시행 전, 환자의 체액·분비 물· 배설물 및 의료물품이나 환자 주변 환경 접촉 후 반드시 손위생을 시행합니다. 분비물을 다룰 때는 반드시 장갑을 착용하고, 장갑을 벗은 후에는 손을 씻거나 손 소독제를 이용하여 손을 마 찰합니다.
❸ 보호구 : 환자와의 접촉 범위 및 시술 행위의 종류에 따라 장갑·마스크·가운 등을 착용합니다.
❹ 기구 및 물품 관리 : 사용한 기구(물품)는 재사용 전 소독 또는 멸균을 철저히 시행합니다. 가능 한 다른 환자와 물품 공용을 피하고 불가피한 경우 철저하게 소독합니다.
❺ 환경관리 : 환자의 주변 환경 표면에 대해 정기적으로 소독하며, 눈에 띄는 오염이 발생한 경우 즉시 소독합니다.

2. 원인 및 감염경로

대부분 항암제 치료를 받는 환자, 수술을 받은 환자, 혈액투석을 받는 환자, 장기 이식환자, 노인, 면역 저하 환자, 만성 기저 질환자 등에서 침습적인 시술이나 수술 등을 통해 감염을 유발할 수 있다.

▌내성균이 사는 법

보통 세균 + 항생제 = '죽는다'
세포벽이 정상적으로 세포 균열을 하지 못해 균이 죽는다.

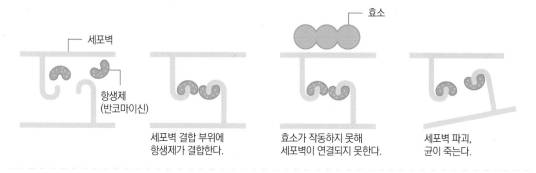

내성균 + 항생제 = '살아남는다'
내성균은 항생제가 작용하는 부위의 구조가 살짝 변해 있다. 항생제가 작용하지 못하고, 결국 세포벽을 붙여주는 효소가 벽을 성공적으로 이어줘 증식을 성공시킨다.

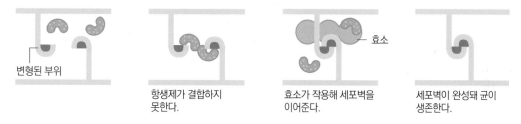

그림 2-37. 내성균의 생존원인

3. 증상

감염 부위나 감염균에 따라 다양한 증상을 나타낸다. (요약부분 참고)

4. 진단 및 검사

항생제 내성균 검사는 혈액검사와 혈액검사 외 피부 손상이나 배액 부위를 포함하여 다음과 같이 검사를 시행한다.

표 2-31. **항생제 내성균 검체 채취방법**

VRSA	비강도말 배양검사
CRE	대변, 직장도말 배양검사
MRSA	비강도말 배양을 주로 시행. 인후, 기관흡인, 회음부 및 항문주위 검체 추가 가능
VRE	대변, 직장도말 또는 항문주위 도말 배양검사
MRPA/MRAB	비강, 인후, 창상 또는 직장 도말 배양검사

5. 치료

감염증 치료 시 항생제 감수성 시험에 근거하여 감수성 있는 항생제로 치료한다.

6. 예방

표준주의와 함께 접촉 주의를 적용한다. (다제내성균은 감염환자(또는 병원체 보유자)와의 직접·간접 접촉, 오염된 기구나 물품 및 환경표면 등을 통해 전파 가능하므로 접촉 주의가 요구)

1) 의료기관
의료기관 내 내부 지침 마련과 모든 직원이 이를 인지하도록 교육과 훈련을 시행하고 , 의료기관 간 환자 이동 시 정보를 제공한다.

2) 항생제 사용 관리
항생제의 적정한 사용과 환자에게 적절한 복용법과 주의사항을 전달한다.

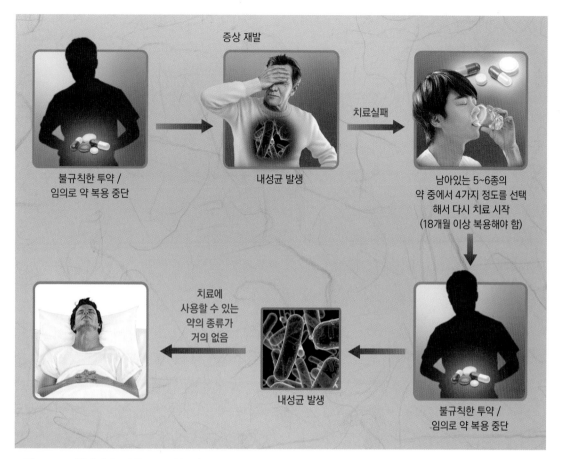

증상 재발

치료실패

불규칙한 투약 /
임의로 약 복용 중단

내성균 발생

남아있는 5~6종의
약 중에서 4가지 정도를 선택
해서 다시 치료 시작
(18개월 이상 복용해야 함)

치료에
사용할 수 있는
약의 종류가
거의 없음

내성균 발생

불규칙한 투약 /
임의로 약 복용 중단

그림 2-38. 항생제 오·남용으로 인한 내성균 발생원인

3) 환자 및 보균자 관리

(1) 격리시작

환자의 어느 부위에서든지 균이 분리되는 경우이다. 과거 입원(3개월 이내) 당시 균이 분리되었던 사실이 확인되는 경우에는 가능한 격리조치를 시킨 후 선별검사는 즉시 시행하고 1~2일 이후에 반복검사를 시행한다.

격리실이 제한된 경우, 격리의 우선순위는 균종과 환자의 상태에 따라 위험평가(Risk assessment)를 하여 감염관리담당자가 결정한다. 가능하면 1인실 격리를 시행하고 전파의 위험이 큰 환자(설사, 창상 배액, 요/변 실금, 다량의 호흡기 분비물)부터 우선적으로 배정한다.

1인실 격리가 어려운 경우 코호트 격리를 한다(동일한 내성균이 분리되는 환자를 같은 병실에 함께 격리). 코호트 격리도 불가능하다면 다제내성균으로 인한 감염 위험이 높은 환자(면역저하 환자나 개방 창상이 있는 환자 등)와 같은 병실을 피하며, 가능한 물리적인 장벽을 마련한다.

(2) 격리의 해제

격리의 해제에 대해 명확히 정해진 바는 없으며, 보균검사에서 반복적으로 음성이었다가 다시 양성으로 나타나는 경우가 있으므로, 감염관리담당자는 균주의 역학과 환자의 임상 상태에 따라 다음의 내용을 참고하여 격리해제의 시기를 결정한다. 원래 분리되었던 부위와 보균검사에서 3일~1주 간격(항생제가 투여되지 않고 있는 환자의 경우는 간격 조정 가능)으로 검사를 시행하여 연속적으로 3회 이상 음성인 경우 격리를 해제한다. 원래 분리되던 부위의 검체채취가 어려운 경우(뇌척수액, 늑막액, 복수액 등)와 혈액에서 분리된 경우는 보균검사만 실시한다. 과거 입원(3개월 이내)에서 균이 분리되어 선제 격리된 환자는 감시 배양에서 2~3회 음성(1~2일 간격)이면 격리를 해제한다.

(3) 환자(병원체 보유자 포함)의 퇴원

환자의 퇴원 여부에 대해서는 임상판단에 따르며, 다제내성균의 보균상태로 인해 퇴원을 연기할 근거는 없다. 다만 퇴원 시 접촉 주의지침에 대한 교육을 시행하고, 타 의료시설로 전원할 경우 전원대상 시설에 내성균에 관한 정보를 제공한다.

4) 격리환자의 이동

환자의 검사나 병실 밖 이동은 최소한으로 제한한다. 이동이 불가피한 경우에는 환의를 교환하거나 덧 가운을 착용하고 삽관이 있는 경우 삽관 기구를 고정하고, 깨끗이 정돈해서 분비물로 오염되지 않도록 한다. 개방 창상은 드레싱으로 덮어 분비물이 새지 않도록 하고 재활치료 등 환자를 이송받을 부서나 장소에 사전고지를 한다.

이송에 사용한 장비(휠체어, 이동카트, 보행기 등)는 사용 후 바로 소독한다. 이송 요원은 환자와 접촉 전후 반드시 손 위생을 수행한다.

5) 검사실과 수술실 등에서의 환자관리

관리지침을 준수하며 이동용 검사기기(EKG, portable X-ray, 초음파 등)는 표면을 일회용 비닐로 씌우거나 사용 직후 소독제로 닦아준다.

검사는 가능하면 당일 마지막 일정으로 조정하여 다른 환자에게 오염되지 않도록 한다.

6) 물품 및 환경관리

환자에게 사용한 의료 기구는 주변 환경을 오염시키지 않는 방법으로 수거, 소독한다. 의료용품(혈압계, 체온계 등)은 가능한 환자 전용으로 사용하며, 공용할 경우 다른 환자 사용 전에 소독한다.

환자에게 사용한 의료폐기물은 격리실에 의료 폐기물함을 두고 의료 폐기물(일회용 장갑, 거즈, 비닐 가운, 알코올 솜, 수액 세트 등)을 함께 수거한다.

환자가 자주 접촉하는 주변 환경 표면(침상, 의료기기 표면)과 병원의 소독제(병원의 소독제 사용규정에 따른 소독제)로 닦고 퇴원 후에는 환경표면 전반의 소독을 시행한다.

7) 방문객

격리 기간 중 방문객은 가능한 제한한다. 반드시 방문이 필요한 경우에는 병원직원과 동일한 주의사항을 지키도록 설명한다.

7. 기관별 역할

1) 의료기관

(1) 의료 관련 감염병 발생 시 환자 및 병원체보유자 신고

(2) 환자 및 병원체보유자 발생 시 감염관리

(3) 역학조사 협조

(4) 재발방지 대책수립

2) 시·군·구 보건소

(1) 의료 관련 감염병 감시체계 운영

(2) 신고받은 기관으로부터 받은 자료수집

(3) 시·도 보고

(4) 의료 감염병 관리지침에 따라 해당 의료기관 감염관리 지도

(5) 지역 사회 주민 대상 홍보 및 교육 계획 수립·시행

3) 시·도

(1) 보건소 보고자료 점검

(2) 질병관리본부 보고

(3) 보건소의 의료 관련 감염병 관리 사업 운영에 대한 지도·감독 및 평가

(4) 재발방지 대책수립

4) 질병관리본부

(1) 시·도 보고자료 점검 및 승인

(2) 자료 취합 및 분석

(3) 역학조사 기술지원

(4) 지자체 VRSA 진단역량 강화 지원

(5) 실험실 감시체계 운영(실험실 진단 검사 수행 및 결과 환류)

(6) 진단법 개발 등 기초 연구 수행 및 항생제 내성 실험실 정도 관리

각 MDR (Multi Drug Resistant bacteria) 의료관련감염병 요약

≫≫ 반코마이신내성황색포도알균
Vancomycin-Resistant Staphylococcus Aureus : VRSA

정의	반코마이신에 내성이 있는 황색포도알균	질병분류	법정 감염병 : 제3군

병원체

- 반코마이신내성황색포도알균
  (Vancomycin-resistant Staphylococcus aureus)
- 반코마이신중등도내성황색포도알균
  (Vancomycin intermediate Staphylococcus aureus)이 일부 보고됨

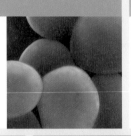

전파경로

직·간접 접촉 및 오염된 의료기구, 환경 등을 통해 전파

증상

균혈증, 피부 및 연조직 감염, 수술 부위 감염 등 다양한 감염증 유발

감염요인

- 당뇨나 신장병 등의 기저질환이 있는 자
- 이전에 메티실린내성황색포도알균(MRSA)에 감염된 환자
- 침습적기구(중심정맥관 등) 사용 환자
- 최근 반코마이신, 테이코플라닌 등 글리코펩티드계열 항생제를 투여 받은 환자

진단

환자 (혈액 분리)
- VRSA감염증 : 반코마이신의 최소억제농도가 8 μg/㎖을 초과하는 황색포도알균이 분리된 자
- VISA감염증 : 반코마이신의 최소억제농도가 2 μg/㎖을 초과하며 8 μg/㎖ 이하인 황색포도알균이 분리된 자

병원체 보유자 (혈액이외 임상검체 분리)
- VRSA감염증 : 반코마이신의 최소억제농도가 8 μg/㎖을 초과하는 황색포도알균이 분리된 자
- VISA감염증 : 반코마이신의 최소억제농도가 2 μg/㎖을 초과하며 8 μg/㎖ 이하인 황색포도알균이 분리된 자

치료

감염증 치료 시 항생제 감수성 시험에 근거하여 감수성 있는 항생제로 치료

예방

- 반코마이신 등 항생제의 신중한 사용
- 감염된 환자, 감염원과 접촉한 사람의 손 또는 오염된 의료기구 등을 통해서 전파 가능하므로 철저한 손 위생과 의료기구의 소독/ 멸균을 철저히 시행
- 침습적인 시술 시 무균술을 지키며 환경표면의 청소와 소독이 필요함

⋙ 반코마이신내성장알균 Vancomycin-Resistant Enterococci : VRE

정의	반코마이신을 포함한 Glycopeptide항생제에 내성을 보이는 장알균	질병분류	법정 감염병 : 지정

병원체

반코마이신내성장알균
(Vancomycin-resistant enterococci)

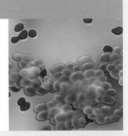

전파경로

직·간접 접촉 및 오염된 의료기구, 환경 등을 통해 전파

증상

감염부위에 따라 각종 기회감염증을 일으키며 요로감염, 창상감염, 균혈증 등 감염 종류에 따라 증상이 다양함

감염요인

- 장알균은 위장관과 비뇨생식계에 상존하는 정상 상재균으로 건강한 정상인에서 감염을 일으키지 않음
- 노인, 면역저하 환자, 만성 기저질환자 또는 병원에 입원중인 환자에서 침습적인 시술이나 수술 등을 통해 감염을 유발할 수 있는 것으로 알려짐

진단

환자 (혈액 분리)
- 반코마이신의 최소억제농도가 32 ㎍/㎖ 이상 혹은 원판확산법에서 억제환이 14 mm 이하인 장알균이 분리된 자
- vanA 혹은 vanB 유전자가 검출된 장알균이 분리된 자

병원체 보유자 (혈액이외 임상검체 분리)
- 반코마이신의 최소억제농도가 32 ㎍/㎖ 이상 혹은 원판확산법에서 억제한 14 mm 이하인 장알균이 분리된 자
- vanA 혹은 vanB 유전자가 검출된 장알균이 분리된 자

치료

감염증 치료 시 항생제 감수성 시험에 근거하여 감수성 있는 항생제로 치료

예방

- 반코마이신 등 항생제의 신중한 사용
- 감염된 환자, 감염원과 접촉한 사람의 손 또는 오염된 의료기구 등을 통해서 전파 가능하므로 철저한 손 위생과 의료기구의 소독/멸균을 철저히 시행
- 침습적인 시술 시 무균술을 지키며 환경표면의 청소와 소독이 필요함

≫ 메티실린내성황색포도알균
Methicillin-Resistant Staphylococcus Aureus : MRSA

정의	메티실린(Oxacilline) 및 그 밖의 베타락탐계 항생제에 내성을 나타내는 황색포도알균	질병분류	법정 감염병 : 지정

병원체

메티실린내성황색포도알균
(Methicillin-esistant Staphylococcus aureus)

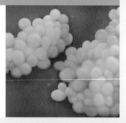

전파경로

직·간접 접촉 및 오염된 의료기구, 환경 등을 통해 전파

증상

- 감염부위에 따라 증상은 다양함
- 화농성 염증, 식중독, 패혈증, 피부연조직 감염, 카테터 관련 감염, 균혈증과 심내막염, 폐렴, 근골격계감염, 중추신경계감염 등

감염요인

- 사람의 피부나 구강인 후 점막 등에 정상적으로 존재하는 균이지만 침습적인 시술이나 수술 등을 통해 감염 유발
- 함암제 치료를 받거나 혈액투석 환자, 장기 이식 환자, 노인, 면역저하 환자, 만성 기저질환자들에게 발생가능성이 높음

진단

환자 (혈액 분리)
- 옥시실린의 최소억제농도가 4 $\mu g/m\ell$ 이상 또는 세포시틴의 최소억제농도가 8 $\mu g/m\ell$이상 혹은 원판확산법에서 억제환이 21 mm 이하인 황색포도알균이 분리된 자
- mecA 유전자가 검출된 황색포도알균이 분리된 자

병원체 보유자 (혈액이외 임상검체 분리)
- 옥사실린의 최소억제농도가 4 $\mu g/m\ell$ 이상 또는 세포시틴의 최소억제농도가 8 $\mu g/m\ell$이상 혹은 원판확산법에서 억제환이 21 mm 이하인 황색포도알균이 분리된 자
- mecA 유전자가 검출된 황색포도알균이 분리된 자

치료

감염증 치료 시 항생제 감수성 시험에 근거하여 감수성 있는 항생제로 치료

예방

- 반코마이신 등 항생제의 신중한 사용
- 감염된 환자, 감염원과 접촉한 사람의 손 또는 오염된 의료기구 등을 통해서 전파 가능하므로 철저한 손 위생과 의료기구의 소독/멸균을 철저히 시행
- 침습적인 시술 시 무균술을 지키며 환경표면의 청소와 소독이 필요함

⟫⟫⟫ 다제내성녹농균 Multidrug-Resistant Pseudomonas Aeruginosa : MRPA

정의	카바페넴계, 아미노글리코사이드계, 플로로퀴놀론계 항생제에 모두 내성을 나타내는 녹농균	질병분류	법정 감염병 : 지정

병원체

다제내성녹농균
(Multidrug-resistant Pseudomonas aeruginosa)

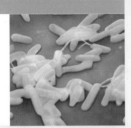

전파경로

직·간접 접촉 및 오염된 의료기구, 환경 등을 통해 전파

증상

- 피부감염, 욕창, 폐렴, 균혈증, 패혈증, 수막염 등을 유발
- 주요 의료관련감염 원인균으로 흔히 요로감염과 인공호흡기관련 폐렴에 이르기까지 감염부위에 따라 증상은 다양함

감염요인

- 녹농균은 널리 자연환경에 분포하고 있으며, 건강인 약 5%에서 장관 내에 존재하고, 입원환자의 경우 30% 정도 존재.
- 대부분 피오시아닌 색소를 내어 녹색고름으로 보여져 녹농균이라 불림
- 항암제 치료를 받는 환자, 수술을 받은 환자, 혈액투석을 받는 환자, 장기 이식환자, 노인, 면역저하 환자, 만성 기저질환자 등에서 침습적인 시술이나 수술 등을 통해 감염을 유발할 수 있음

진단

환자 (혈액 분리)
- 카바페넴계, 아미노글리코사이드계, 플로로퀴놀론계 항생제에 모두 내성을 나타내는 녹농균이 분리된 자

병원체 보유자 (혈액이외 임상검체 분리)
- 카바페넴계, 아미노글리코사이드계, 플로로퀴놀론계 항생제에 모두 내성을 나타내는 녹농균이 분리된 자

치료

감염증 치료 시 항생제 감수성 시험에 근거하여 감수성 있는 항생제로 치료

예방

- 감염된 환자, 감염원과 접촉한 사람의 손 또는 오염된 의료기구 등을 통해서 전파 가능하므로 철저한 손 위생과 의료기구의 소독/멸균을 철저히 시행
- 침습적인 시술 시 무균술을 지키며 환경표면의 청소와 소독이 필요함

≫≫ 다제내성아시네토박터바우마니균
Multidrug-Resistant Acinetobacter Baumannii : MRAB

정의	카바페넴계, 아미노글리코사이드계, 플로로퀴놀론계 항생제에 모두 내성을 나타내는 아시네토박터 바우마니균	질병분류	법정 감염병 : 지정

병원체	전파경로
다제내성아시네토박터바우마니균 (Multidrug-resistant Acinetobacter baumannii) 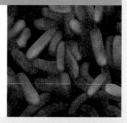	직·간접 접촉 및 오염된 의료기구, 환경 등을 통해 전파

증상	진단
폐렴, 혈류감염, 창상감염을 유발할 수 있으며, 감염부위에 따라 다양한 증상을 나타냄	

감염요인	**환자 (혈액 분리)** - 카바페넴계, 아미노글리코사이드계, 플로로퀴놀론계 항생제에 모두 내성을 나타내는 아시네토박터바우마니균이 분리된 자
아시네토박터는 토양이나 물속에 널리 존재하며 건강인은 감염위험이 매우 적으나 면역저하자, 만성폐질환자, 당뇨 환자는 감염에 취약함. 입원환자, 특히 인공호흡기구 사용환자, 장기간 입원환자에 감염을 유발할 수 있음	**병원체 보유자 (혈액이외 임상검체 분리)** - 카바페넴계, 아미노글리코사이드계, 플로로퀴놀론계 항생제에 모두 내성을 나타내는 아시네토박터바우마니균이 분리된 자

치료	예방
감염증 치료 시 항생제 감수성 시험에 근거하여 감수성 있는 항생제로 치료	- 감염된 환자, 감염원과 접촉한 사람의 손 또는 오염된 의료기구 등을 통해서 전파 가능하므로 철저한 손 위생과 의료기구의 소독/멸균을 철저히 시행 - 침습적인 시술 시 무균술을 지키며 환경표면의 청소와 소독이 필요함

카바페넴내성장내세균속균종
Carbapenem-Resistant Enterobacteria ceae : CRE

정의	카바페넴계 항생제에 내성을 나타내는 장내세균속균종 (카바페넴계 항생제에 대한 내성은 주로 카바페넴분해효소생성, 항생제의 유출 및 세포막의 투과성 감소 등에 의해 나타남)	질병분류	법정 감염병 : 3군

병원체

카바페넴내성장내세균속균종
(Carbapenem-resistant Enterobacteriaceae)

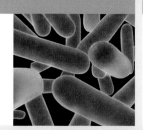

전파경로

직·간접 접촉 및 오염된 의료기구, 환경 등을 통해 전파

증상

폐렴, 혈류감염, 창상감염을 유발할 수 있으며, 감염부위에 따라 다양한 증상을 나타냄

감염요인

장내세균속균종은 장관 내에 정상적으로 존재하며 인공호흡장치, 중심정맥관, 도뇨관을 사용하고 있거나, 외과적 상처가 있는 중환자는 감염위험이 높음

진단

환자 (혈액 분리)
- 카바페넴계 항균제에 내성을 나타내는 장내세균속균종이 분리된 자

병원체 보유자 (혈액이외 임상검체 분리)
- 카바페넴계 항균제에 내성을 나타내는 장내세균속균종이 분리된 자

치료

감염증 치료 시 항생제 감수성 시험에 근거하여 감수성 있는 항생제로 치료

예방

- 감염된 환자, 감염원과 접촉한 사람의 손 또는 오염된 의료기구 등을 통해서 전파 가능하므로 철저한 손 위생과 의료기구의 소독/멸균을 철저히 시행
- 침습적인 시술 시 무균술을 지키며 환경표면의 청소와 소독이 필요함

3장

병원체의 예방과 관리 방법

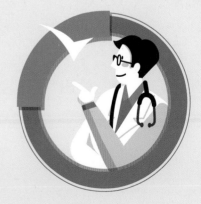

1 병원체 예방과 관리 방법

응급환자가 발생하면 현장에서 구급차를 타고 응급실로 내원하게 된다. 병원 전 응급환자평가와 처치, 병원 내 검사와 의료술기를 수행하는 응급의료진들의 감염관리 준수는 지역사회 공중보건 예방의 중요 구심점이다.

의료종사자는 환자의 과거병력이나 감염질환 정보를 정확하게 파악하지 못한 채, 진단을 위한 검사를 수행한다. 이 때 적절한 격리 조치나 개인보호장비를 착용하지 않고 의료술기를 수행하면 병원체 노출과 전파가 심각한 문제될 수 있다. 구급차와 응급실이라는 제한된 공간은 감염질환을 예방 또는 전파시킬 수 있는 중요한 장소이다.

국내에 발생한 MERS의 전국적 유행은 병원이라는 제한된 공간이 병원체를 전파시킬 수 있는 사례를 보여주었다. 따라서 의료종사자의 기본적인 표준주의 준수, 소독과 멸균, 격리, 개인보호장비 착용에 대한 인식과 준수는 필수적이다. 교차감염, 감염병의 유행, 생물테러에 적절하게 대처하기 위해서는 응급의료에 종사하는 의료진이 감염관리를 철저하게 준수해야 한다.

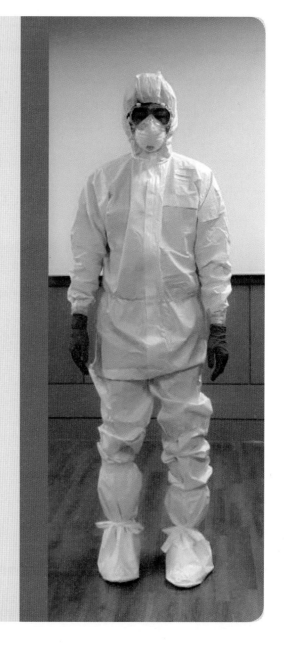

1. 기본원칙

병원 전 단계에서 근무하는 의료종사자와 응급실에 근무하는 의료종사자들은 환자의 감염질환의 정보를 정확하게 파악하지 못하고 진단이 확정되지 않은 상태에서 검사, 처치, 침습적인 의료행위가 이루어진다. 따라서 감염관리 표준주의의 준수, 개인보호장비 착용, 응급상황 별 보호구 착용에 대한 내용은 주요사항이라 할 수 있다.

2. 감염관리 주의

표준주의의 준수는 감염질환이 의심되거나 확진된 상태와 상관없이 병원에 내원하여 진료를 받는 모든 환자에게 적용한다. 표준주의 준수는 신체 분비물, 상처가 있는 피부, 혈액 등에 적용한다. 응급의료진은 손위생, 적절한 개인보호장비 착용, 감염 전파 경로별 주의, 기구의 소독과 멸균 등을 올바르게 수행해야 한다.

1) 손위생
(1) 환자 접촉 전후, 시술 전후, 환자의 신체 분비물(체액, 배설물 등)을 다룬 후에는 반드시 손위생을 실천한다.
(2) 눈에 보이는 오염이 있는 경우, 물과 소독제를 이용하여 손을 씻는다.
(3) 눈에 보이는 오염이 없는 경우, 물 없이 사용하는 손소독제, 알코올 젤 등을 이용하여 소독을 실천한다.

2) 개인보호장비의 착용
(1) 환자의 신체 분비물(혈액, 체액, 배설물, 개방성 상처 등)을 다루기 전에는 장갑을 착용한다.
(2) 호흡기계 질환 환자를 검사하거나 처치(기관삽관, 기도확보, 흡인, 기침 등)하는 경우에는 반드시 마스크 를 착용한다.
(3) 혈액이나 체액이 튈 수 있는 상황에는 반드시 적절한 개인보호장비(마스크, 고글, 안면보호대, 가운)를 착용한다.

표 3-1. 의료술기 별 개인보호장비 착용

의료술기	장갑	마스크	가운
외상환자	○	○	○
심폐소생술	○	X	X
기도확보	○	○	가능하면 착용
기관흡입	○	○	가능하면 착용
산소투여	X	X	X
정맥로 확보	○	혈액이 튈 가능성이 있으면 착용	가능하면 착용
근육, 피하주사	X	X	X
채혈	○	X	X
모니터	X	X	X
활력징후 측정	X	X	X

3) 보호용구 착·탈의 순서

손위생 → 모자/마스크 → 보안경/안면보호구 → 가운 → 장갑착용 → 격리환자 접촉 → 장갑/가운 제거 → 손위생 → 보안경/안면보호구/마스크/모자 제거 → 손위생

4) 전파경로별 주의

전파경로별 주의는 전염성이 높거나 역학적으로 중요한 병원균을 포함한 감염원에 의한 감염 혹은 보균이 확진되거나 의심되는 환자에게 적용된다. 감염원은 의료기관에 내원 당시 알려지지 않을 수 있으므로 기본적인 표준주의 지침을 준수하고 추가적인 주의가 필요하다.

감염원 확진 이전에는 전파경로별 접촉주의, 공기주의, 비말주의를 준수할 수 있다. 이후 감염원을 확인한 경우 수정하여 적용한다.

(1) 접촉주의

: 접촉에 의해 전염되는 질환에 확진되거나 의심되는 경우 접촉주의를 시행한다.

개인보호구 착용

〈 장갑 〉

① 환자의 병실에 들어갈 경우 장갑을 착용한다.

② 환자와 접촉하거나 주변물건과 접촉할 가능성이 있는 경우 장갑을 착용한다.

〈 가운 〉

① 환자와 접촉하거나 주변물건과 접촉할 가능성이 있는 경우 가운을 착용한다.

② 환자 병실에 들어갈 경우 가운을 착용한다.

③ 환자 병실을 나오기 전 가운을 벗고 손위생을 실시한다.

④ 가운을 벗은 후 오염된 환경에 의료진의 의복과 피부가 오염되지 않도록 한다.

(2) 비말주의

: 5 μm 이상의 수분을 함유한 입자로 비말에 포함된 미생물은 대화, 기침, 재채기, 콧물을 통해 주변의 1~1.5 M 이내까지 주의를 오염시키게 된다. 호흡기 비말은 감염된 사람의 기침, 재채기, 흡인, 기관삽관 등과 같은 술기를 적용할 때 전염이 발생한다. 비말주의 감염원은 마스크를 착용한 경우 예방효과가 있다.

개인보호구 착용

① 환자 병실에 들어가거나, 환자와 1 m 이내일 경우 외과용 마스크를 착용한다.

② SARS, 조류인플루엔자 등의 경우 질병관리본부 지침을 따른다.

(3) 공기주의

: 사람과 사람 간 공기의 흐름을 따고 먼 거리를 이동하여 전파되는 질환으로 결핵, 홍역, 수두가 확진되거나 의심되는 경우 공기주의를 실시한다. 공기전파는 미생물을 포함한 5 μm 이하의 작은 입자가 공기 흐름에 의해 장거리로 분산되어 확산된다. 확산된 미생물은 공기 중에 떠다니다가 흡인하면 감염이 발생할 수 있다.

개인보호구 착용

- N95 마스크 또는 1급(산업안전공단 기준) 이상의 호흡기 보호구

① 결핵인 경우, 결핵으로 인한 상처가 있는 경우, 결핵 확진 환자나 의심환자에게 에어로졸을 생성할 수 있는 처치를 시행하는 경우(세척, 절개, 배액, 기관삽관, 흡인 등) N95 마스크를 착용한다.

② 천연두에 감염된 환자를 접촉할 경우 N95 마스크를 착용한다.

표 3-2. 진단 미확정 시 표준주의와 전파경로별 주의

임상증상과 징후		추정가능한 원인 미생물균	전파경로별 주의 (표준주의 포함)
설사	실금이 있거나 급성설사	장출혈성 대장균 이질균 A형 간염 노로바이러스 로타바이러스 클로르트리디움 디피실	접촉주의
	뇌수막염	수막알균	비말주의
		장바이러스	접촉주의
		결핵균	공기주의
		그 외	공기주의 접촉주의
원인을 모르는 전신적인 발진 또는 피부 손상	열+점출혈성/자반성인 경우	수막알균	비말주의
	열 발생 10일 전 바이러스 출혈열의 유행 지역 여행 경험	에볼라 라사 마버그 바이러스	비말주의 접촉주의
	소수포성인 경우	수두-대상포진 단순헤르페스 두창 우두바이러스	공기주의 접촉주의
	기침, 코감기, 열과 함께 반점구진성인 경우	홍역바이러스	공기주의
호흡기계 감염	HIV음성이거나 HIV감염가능성이 낮은 환자의 기침, 열, 폐상엽의 침윤	결핵균 호흡기 바이러스 사슬알균 황색포도알균	공기주의 접촉주의
	HIV감염자와 HIV감염가능성이 높은 환자에서 기침, 열, 폐침윤	결핵균 호흡기 바이러스 사슬알균 황색포도알균	공기주의 접촉주의
	SARS나 조류독감이 활발히 유행하는 나라로 최근 (10-21일) 여행력이 있는 환자에서 기침, 열, 폐침윤	결핵균 중증 급성 호흡기 증후군 조류독감	공기주의 접촉주의 눈보호
	신생아나 소아에서 특히 세기관지염이나 폐렴과 같은 호흡기계 감염	호흡기세포융합바이러스 파라인플루엔자 바이러스 아데노바이러스 인플루엔자 바이러스 인간메타뉴모 바이러스	접촉주의 비말주의
피부 또는 상처 감염	덮을 수 없는 농양, 배액성 상처	황색포도알균 그룹 A 사슬알균	접촉주의

3. 무균술

무균술은 의료행위를 수행하는 동안 병원성 미생물이 전파되는 것을 예방하기 위한 술기로 멸균장갑 착용법, 마스크, 멸균 가운 등이 포함된다. 무균술에는 내과적 무균술과 외과적 무균술이 있다.

1) 무균술의 정의

(1) 내과적 무균술

미생물의 전파를 감소시키고 예방하기 위한 술기로 청결 무균술이라고도 한다. 손위생, 혈액과 체액 접촉 시 장갑을 착용하고 벗는 방법, 가운, 마스크, 환경 청소 등이 있다.

(2) 외과적 무균술

외과적 무균술은 내과적 무균술과는 달리 병원성 미생물 및 아포를 모두 제거하는 술기로 멸균법이라고도 한다. 멸균상태를 유지해야 하는 도뇨관 삽입, 정맥로 확보, 무균적 드레싱 교환 등이 있다.

4. 소독과 멸균

적절한 소독과 멸균방법은 병원성 미생물의 수를 감소시키거나 제거함으로써 감염의 노출과 전파를 예방할 수 있다. 적절하지 않은 의료기구의 소독과 멸균은 오염과 교차감염을 유발할 수 있다. 의료기구의 사용 목적과 진료 방법에 따라 세척, 소독, 멸균이 적용된다.

1) 용어의 정의

(1) 세척

토양, 유기물 등과 같은 이물질을 제거하는 것이다. 가장 기본적인 단계로 물, 세척, 마찰을 이용하여 모든 종류의 이물질을 제거한다.

(2) 소독

물체의 표면에 있는 미생물을 죽이는 것으로 아포는 제거하지 못한다. 액체 소독제를 사용하거나 저온 멸균을 적용한다. Bacillus 속의 아포는 개방성 상처가 없는 정상 피부나 점막에는 문제가 없기 때문에 죽이지 않아도 된다.

(3) 멸균

세균의 아포를 포함한 모든 미생물을 제거하는 것이다. 미생물 중에서 저항성이 강한 것이 Bacillus 속의 아포이다. 고압증기멸균법, E.O gas 멸균법, 건열멸균법을 이용하여 Bacillus 속의 아포를 사멸시킨다면 모든 미생물을 제거하는 것이다. 아포(spore)를 가진 2가지 균은 Clostridium와 Bacillus가 있다.

2) 의료기구 종류에 따른 소독 수준

(1) 고위험 물품(멸균/화학멸균제)

세균의 아포를 포함한 모든 미생물의 사멸을 위한 물품(수술기구, 심장 및 혈관 카테터, 도뇨 카테터, 신체 내 삽입물 등)이다.

(2) 준위험 물품(화학멸균제/높은수준의 소독제/결핵균에 살균력이 있는 소독제)

점막이나 개방성 손상이 있는 피부와 접촉하는 물품들로 모든 미생물이 존재하지 않도록 하지만, 일부 세균의 아포는 있을 수 있는 물품(후두경, 호흡기계 치료 기구, 마취기구, 일부 내시경 등)이다. 고온 멸균이 이상적이나 열에 안전하지 않은 경우에는 습식저온살균이나 화학적 멸균제를 이용한 높은 수준의 소독을 실시한다.

(3) 비위험 물품(결핵균에 설균력이 없는 환경 소독제)

개방성 손상이 없는 피부와 점막에 노출되지 않는 물품(혈압 측정기, 변기, 목발, 린넨, 침대 등), 손상이 없는 피부는 미생물에 대한 효과적인 방어막으로 작용한다.

표 3-3. 소독 및 멸균 방법

방법	멸균	소독		
		높은 수준	중간 수준	낮은 수준
용도	고위험 물품	준위험 물품	일부 준위험 물품 비위험 물품	비위험 물품
적용수준	아포를 포함한 모든 미생물을 사멸	모든 미생물과 일부 세균의 아포 사멸	세균 아포를 사멸시키지 못함 결핵균, 영양성 세균, 대부분의 바이러스, 진균 사멸	결핵균이나 세균 아포등과 같은 내성 미생물은 사멸시키지 못함 10분 이내에 영양성 세균, 일부 진균, 바이러스 사멸
노출시간	권장사항 준수	20℃ 이상 12~30분	1분 이상	1분 이상
적용방법	고압증기 멸균 3~30분	글루타르알데이히드 (2% 이상)	에탄올/아이소프로판올 70~90%	에탄올/아이소프로판올 70~90%
	EO가스 멸균 1~6시간 멸균 8~12시간 공기정화	세척 후 70℃에서 30분간 습열 멸균	차아염소산나트륨(1:500)	차아염소산나트륨(1:500)
	가스플라즈마 45~72분	7.5% 과산화수소	페놀소독제	페놀소독제
		오염물의 양, 유기물의 존재, 접촉시간 등에 따라 농도 조절		

내과적 손씻기

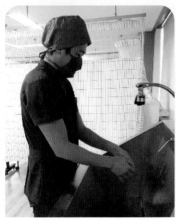

1 시계나 반지를 착용한 경우 빼고 긴 옷을 입은 경우 걷어 올린 다음 손 씻을 준비를 한다.

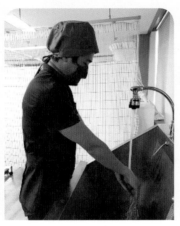

2 팔이 오염되지 않게 손이 아래쪽으로 향하도록 하여 손목에서 손가락 끝으로 물을 묻힌다.

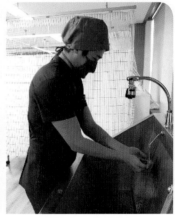

3 비누나 항균제를 손에 소량 묻힌다.

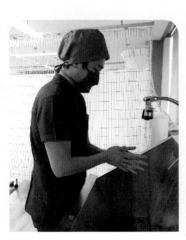

4 비누 거품을 내서 손바닥끼리 마주하고 손가락 사이를 비비도록 한다.

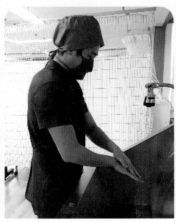

5 팔꿈치가 손가락보다 높게 유지하며 한손을 다른 손 손등위에 놓고 손가락 사이를 거품이 나도록 20초 이상 흐르는 물에 씻어낸다.

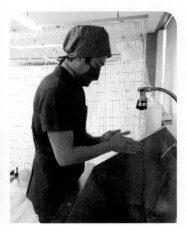

6 손가락 끝을 손바닥에 부드럽게 비벼서 닦는다. 이때 손가락 끝으로 손바닥을 강하게 긁지 않도록 한다.

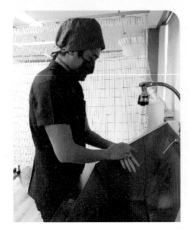 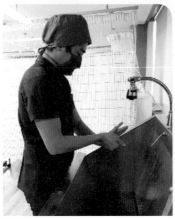 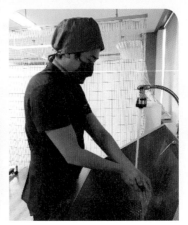

7 / 손톱 주위와 끝을 세밀하게 씻는다.

8 / 한손으로 엄지와 검지 사이를 둥글게 깍지를 끼고 돌려서 닦고, 손목을 부드럽게 비벼 닦는다.

9 / 마찬가지로 흐르는 물에 손이 아래로 향하게 하여 헹궈낸다.

참고 동영상
손 씻기가 끝난 후 손가락에서 손목 쪽으로 타월을 이용하여 가볍게 닦는다.

3 외과적 손씻기

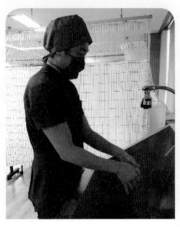

1 / 수술실에서 사용하는 신발, 모자, 마스크를 착용한다.

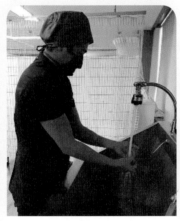

2 / 시계나 반지 등을 빼고 무릎으로 물을 틀어 물의 온도 및 물줄기를 조절한다.

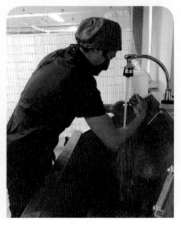

3 / 손끝을 팔꿈치 보다 높게 하여 물이 손에서 팔꿈치로 흐르게 하여 적신 후 잘 헹군다.

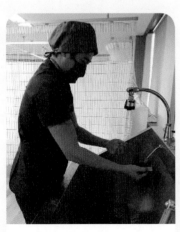

4 / 페달을 사용하여 솔을 꺼내고 소독 항균제를 도포한다. 7

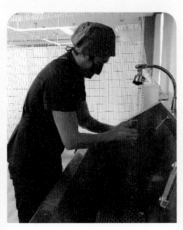

5 / 원을 그리듯이 마찰을 시키면서 손톱 및 손가락, 손바닥, 손등, 팔목, 전박, 팔꿈치 순으로 2~5분정도 닦는다.(손톱)

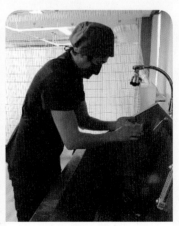

6 / 원을 그리듯이 마찰을 시키면서 손톱 및 손가락, 손바닥, 손등, 팔목, 전박, 팔꿈치 순으로 2~5분정도 닦는다.(손바닥)

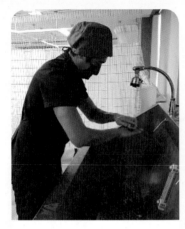

7 / 원을 그리듯이 마찰을 시키면서 손톱 및 손가락, 손바닥, 손등, 팔목, 전박, 팔꿈치 순으로 닦는다.(손등)

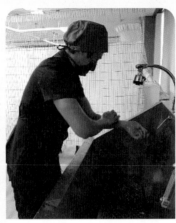

8 / 원을 그리듯이 마찰을 시키면서 손톱 및 손가락, 손바닥, 손등, 팔목, 전박, 팔꿈치 순으로 닦는다.(팔목)

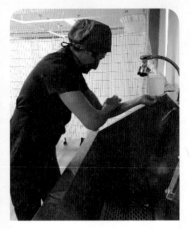

9 / 원을 그리듯이 마찰을 시키면서 손톱 및 손가락, 손바닥, 손등, 팔목, 전박, 팔꿈치 순으로 닦는다.(전박)

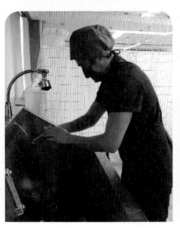

10 / 한쪽 팔을 닦고 같은 방법으로 새 솔을 사용하여 다른 팔을 같은 방법으로 닦는다.

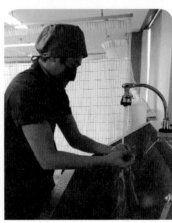

11 / 손끝을 먼저 헹구고 팔꿈치는 나중에 헹군다.

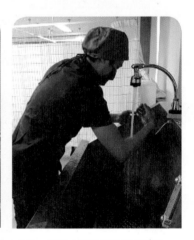

12 / 이때 손끝은 팔꿈치보다 항상 위쪽에 위치하도록 한다.

참고 동영상
손 씻기가 끝난 후 무릎이나 발을 이용하여 문을 열고 멸균 작업대로 가서
멸균수건을 이용 손가락에서부터 팔꿈치 방향으로 돌려가며 닦는다.

멸균장갑 사용법

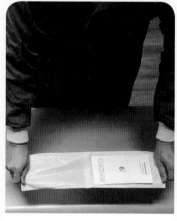

1 손 소독 후 멸균 포장된 장갑을 조심히 개봉한다.

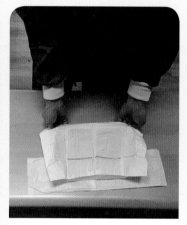

2 장갑의 왼쪽, 오른쪽을 구분하여 자신의 손 위치에 놓이게 한다.

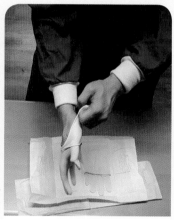

3 오른손 장갑의 접힌 손목부분을 잡고 오른쪽부터 착용한다. (멸균장갑의 바깥쪽이 닿지 않도록 주의한다.)

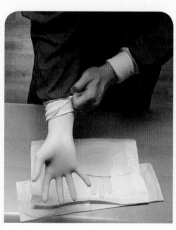

4 장갑의 접힌 손목부분을 잡고, 가운 소매 위까지 덮도록 올려준다.

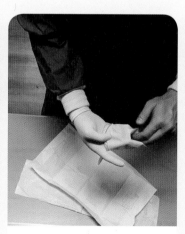

5 장갑을 낀 오른쪽 3개 손가락으로 왼쪽 장갑의 접힌 손목부분의 바깥쪽이 닿도록 끼워 걸친다.

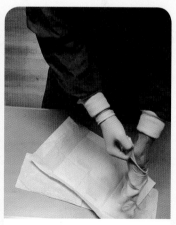

6 오른쪽 손가락에 거치해 놓은 장갑 안에 왼손을 끼워 넣는다.

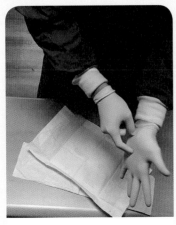

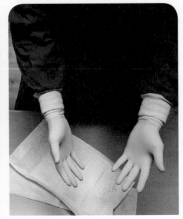

7 손가락 끝마디에 여유로 남은 부분을 잡아 당겨 밀착시켜 착용한다.

8 장갑 착용 완료

참고 동영상
멸균장갑 착용 방법, 탈착 방법 같이 보세요.

>>> 탈착 방법

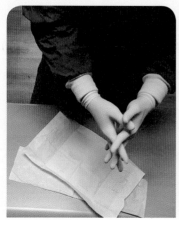

1 장갑을 벗기 전 오염 및 훼손여부를 확인한다.

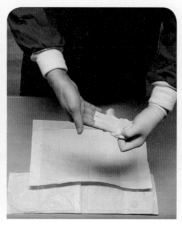

2 왼손으로 오른쪽 장갑의 손목부분을 잡고, 그대로 뒤집어 빼면서 벗는다.

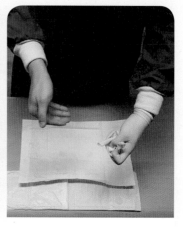

3 뒤집어 뺀 오른쪽 장갑을 왼손 주먹에 감아 쥔다.

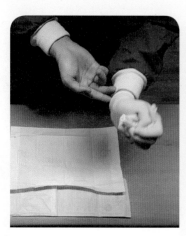

4 왼손 주먹으로 오른쪽 장갑을 감아쥔 후 오른쪽 손가락으로 왼쪽 장갑의 끝을 끼워 넣는다.

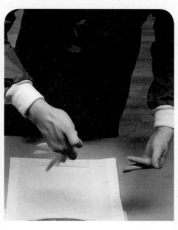

5 오른쪽 손가락을 왼쪽 장갑의 끝에 끼워 넣고, 뒤집어 한번에 뺀다. (왼손에 감아쥔 오른쪽 장갑을 왼쪽 장갑 안에 넣고, 동시에 뺀다)

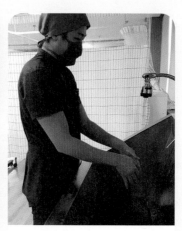

6 벗은 장갑은 버리고, 손 소독을 한다.

5 Level D 개인보호복 착 · 탈의 방법

착의 방법 ≪

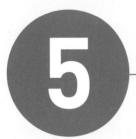 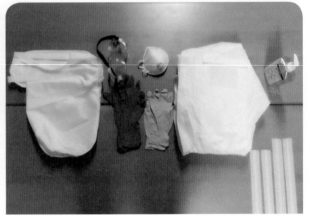

1 개인 보호구를 착용하기 전에 충분한 수분 섭취 및 화장실을 다녀오며, 오염시 폐기가 가능한 의복(수술복 등)을 착용한 후 머리카락을 정리한다.

2 준비물품
(보호복, 덧신, 속 장갑, 겉장갑, N95마스크, 고글, 소독 티슈, 알콜겔)을 확인한다.

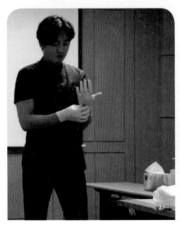 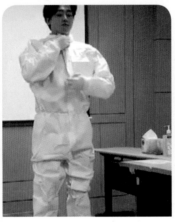 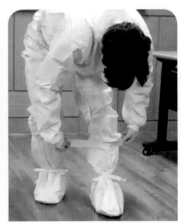

3 손 위생 후 속 장갑을 착용한다.

4 보호복을 착용한 후 지퍼가 잠기고 보조 덮게가 덮여있는지 점검한다.

5 덧신을 착용할 때 풀기 쉬운 고리 모양 매듭으로 마무리해 준다.

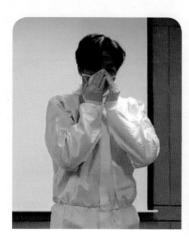 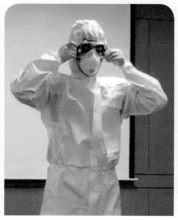 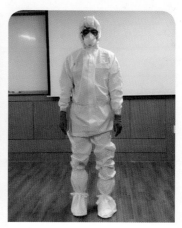

6 N95마스크의 윗 끈은 귀 위로, 아랫 끈은 귀 아래로 가도록 착용한 후 호흡을 하여 밀착을 확인한다.

7 고글을 착용할 때 마스크와 겹치지 않도록 얼굴에 밀착하여 착용한 후 후드를 착용한다.

8 겉 장갑을 착용 한 후 마지막으로 보호구 착의를 점검한다.

참고 동영상

⟫⟫ 탈의 방법

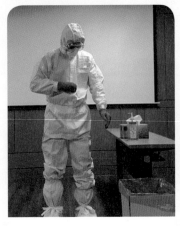

1 오염의 확산을 방지하기 위해 지정된 장소에서 개인보호구 탈의를 준비한다.

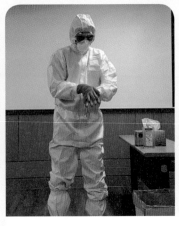

2 병실을 나오기 전에 손위생을 시행한다.

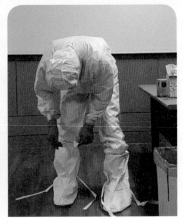

3 손 위생 후 오염을 확인하고 신발 끈을 제거한다.

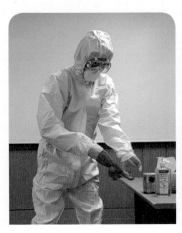

4 손 위생 후 겉 장갑을 제거한다.

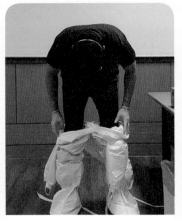

5 보호복 탈의 전 손위생을 실시한 후 상의 중간 부분에서 부터 손으로 더듬어 위쪽 지퍼 손잡이를 찾아 내린 후 후드를 제거하고, 어깨부터 보호복의 팔 부분을 뒤집어 벗어 바깥 면을 안쪽으로 감싸듯이 말아서 덧신과 함께 보호복을 탈의한다.

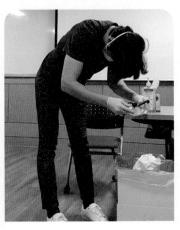

6 손 위생 후 상반신을 숙이고 눈과 피부 점막 보호를 위해 눈을 감고 고글의 옆면을 손으로 당겨 얼굴에서 최대한 멀게 하여 제거한다.

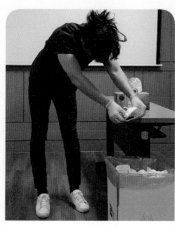 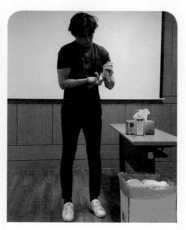

7 손 위생 후 상반신을 숙이고 눈과 피부 점막 보호를 위해 눈을 감고 양손으로 N95마스크의 옆쪽 끈을 당겨 얼굴에서 최대한 멀게 하여 제거한다.

8 손 위생 후 속 장갑을 제거하고 마무리로 손 위생을 실시한다.

참고 동영상

6 Level D 착용 후 정맥로 확보

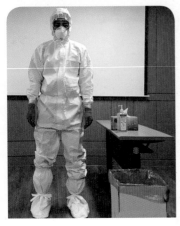

1 현장의 안전성 확인 및 감염방
  지를 위한 개인보호장구를 착
  용한다.

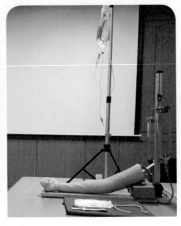

2 필요한 물품을 확인한 후 수액
  세트를 연결한다. (점적실을 채
  우고, 수액라인에 수액을 채운
  후 공기를 제거한다.)

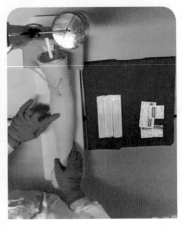

3 주사할 정맥을 선택한 후
  토니켓을 적용한다.

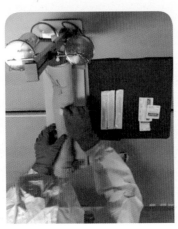

4 주사 부위를 소독한다.
  (안에서 밖으로 원을 그리며 소
  독한다.)

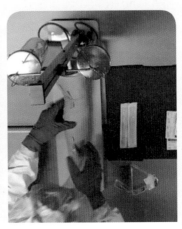

5 주사바늘로 정맥을 천자 후 카
  테터를 밀어 넣는다.

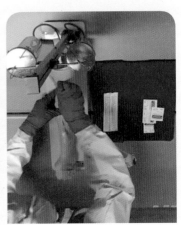

6 토니켓을 푼다.

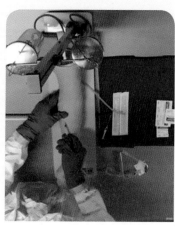

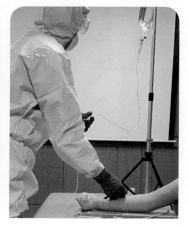

7 삽입된 카테터 끝부분 원위부의 혈관을 누른 후 카테터에 수액 라인을 연결한다.

8 클램프를 풀고 수액이 떨어지는 것을 확인 후 수액라인과 카테터를 반창고로 고정한다. (적당한 속도로 수액을 조절한다.)

참고 동영상

7 Level D 착용 후 기관내 삽관

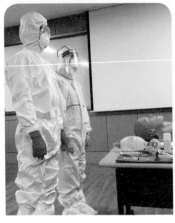

1 감염방지를 위한 개인보호장구를 착용한다.

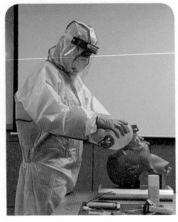

2 과환기 5회를 실시한다.

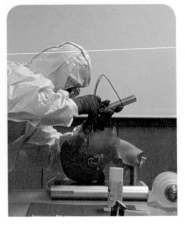

3 환자의 머리를 sniffing position으로 위치하고 후두경을 전 상방 45°들어 올려 성문 확인 후 튜브를 적당한 길이로 삽관한다.

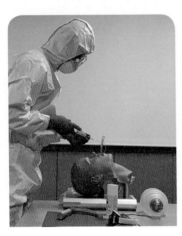

4 커프에 공기를 주입 후 압력을 확인한다.

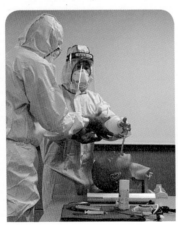

5 보조요원에게 환기를 지시한다.

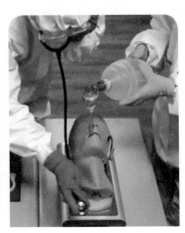

6 청진으로 기관내 삽관의 성공 여부를 확인한다.

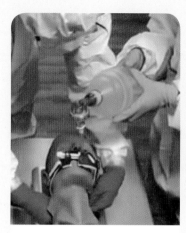

7 고정기를 이용하여 튜브를 고정한다.

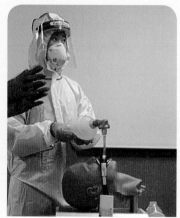

8 환기를 지속하며 마무리한다.

참고 동영상

- 2009. 05. 01.일자 SBS 기사 "신종플루, 돼지와 상관없다."
- 2014, 김계형, 오명돈, 서울대학교 의과대학 내과학교실, 중증열성혈소판감소증후군
- 2015 메르스 백서, 보건복지부. 한국보건사회연구원 백서연구팀, (2016년)
- 2017년도 바이러스성 모기매개 감염병 관리지침, 질병관리본부, (2017년)
- MERS-CoV Global Summary and Assessment of Risk, WHO(2017년)
- 감염관리학, 대한감염관리간호사회, 현문사, (2012년)
- 국내 모기매개 질환의 현황과 전망. Journal of the Korean Medical Association, 염준섭, 60(6), 468–474, (2017)
- 국외 에볼라 발생현황, WHO
- 급성호흡기증후군(Severe Acute Respiratory Syndrome: SARS)의 이해, 대한내과학회지, 정진원 . 우준희, 65(2), 154~159, (2003년)
- 매개체 전파 감염병의 국내외 동향. Journal of the Korean Medical Association, 박현정 . 이동한. 60(6), 451~457, (2017년)
- 매일경제, 슈퍼세균 vs 인류 '끝없는 혈투', 2016. 08. 26.
- 메르스 대응지침, 질병관리본부 (2017)년
- 메르스 의료기관 감염관리지침, infection & chemotherapy, 김진용외 24인, (2015)년
- 법제처, 감염병의 예방 및 관리에 관한 법률
- 서울대학교병원 의학정보
- 수인성 및 식품매개질환관리지침. 질병관리본부, (2016년)
- 수인성 전염병 발생현황 및 대책, 대한의사협회지, 양병국, 47(8), 800~804, (2004년)
- 수인성 전염병 파라티푸스의 발생지역조사에 따른 발생원인 및 예방대책, 한국도시환경학회지, 옥치상, 2(2), 61~69, (2002년)
- 수인성식품매개질환 실험실 진단 실무 지침, 질병관리본부, (2017년)
- 신종 인플루엔자 A(H1N1)의 진단과 치료(위성헌, 김우주)
- 신종인플루엔자 A/H1N1 대유행:현황과 전망(김우주 고려의대 감염내과)
- 에볼라 등 고위험 바이러스성 출혈열 최신 연구 동향, 질병관리본부 면역병리센터 신경계 바이러스과, 최우영. 이원자, 2016.8
- 에볼라 바이러스병 대응지침, 질병관리본부, (2017년)
- 예방의학과 공중보건학, 대한예방의학회, 계축문화사(2015년)
- 의료관련감염병 관리지침, 질병관리본부, (2016년)

- 의료관련감염병(VRSA, CRE)관리지침, 질병관리본부, (2017년)
- 의료관련감염표준예방지침, 질병관리본부, (2017년)
- 정부의 신종플루엔자 A(H1N1) 대응(2009. 이동한,신상구, 전병유,이종구, 질병관리본부)
- 조선대학교 의과대학 내과학교실 감염내과 김동민 "쯔쯔가무시병의 임상 특징과 진단"
- 중증 급성 호흡기 증후군 (severe acute respiratory syndrome), 서울대학교병원 의학정보
- 중증급성호흡기증후군, 위키백과, 2017. 11. 18
- 질병관리백서 질병관리본부의 Vision 및 Mission, 질병관리본부, (2005년)
- 질병관리본부 "2017년 진드기 매개감염병 관리지침"
- 질병관리본부 감염병포탈 "2016년 감염병 감시연보"
- 질병관리본부 국립보건연구원 면역병리센터 질병매개곤충과 노종열 "쯔쯔가무시증 매개 털지드기의 특성과 분포"
- 질병관리본부 질병정보(2009년 신종인플루엔자A(H1N1)유행
- 최영화(2017 아주대학교 의과대학 감염내과학교실), 매개체 전파 감염병
- 해부병태생리학으로 이해하는 SIM 통합내과학. 2감염, 정답편집부, 정답(2013년)

한 글